AF313197

ESSAI

SUR

LES EAUX MINÉRALES

DE

CHATEAUNEUF,

ET LEURS

PROPRIÉTÉS PHYSIQUES, CHIMIQUES ET MÉDICINALES;

PAR H. SALNEUVE, Docteur-Médecin,

Ancien élève des Hôpitaux civils de Paris, Membre correspondant de la Société des sciences physiques, chimiques, arts agricoles et industriels de la même ville,

INSPECTEUR DES EAUX MINÉRALES DE CHATEAUNEUF.

> Dans quelles limites les eaux minérales sont-elles applicables au traitement des maladies, et spécialement celles de Châteauneuf?   (ESSAI, *page 22.*)

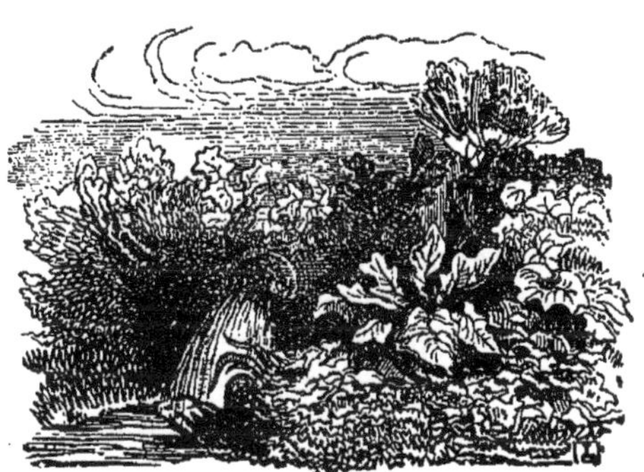

CLERMONT-FERRAND,

IMPRIMERIE DE THIBAUD-LANDRIOT FRÈRES, LIBRAIRES.

—

1851.

AVANT-PROPOS.

Depuis une vingtaine d'années, l'usage des eaux minérales a pris, dans son application à la guérison des maladies, une extension considérable; les établissements thermaux se sont multipliés partout où il s'est trouvé une fontaine minérale; les malades y ont afflué, et bientôt des observations nombreuses ont constaté l'efficacité de son eau contre certaines affections. Ici, les eaux sont employées avec succès contre les maladies de poitrine; là, ce sont les rhumatisants qui viennent leur demander la guérison; telles eaux ont la réputation de guérir les affections viscérales de l'abdomen (obstructions); telles autres font disparaître les maladies chroniques de la peau. Ce remède a-t-il vraiment les propriétés qu'on lui attribue? ou ne doit-il pas sa réputation à l'influence de la Mode, déesse fantasque à laquelle sacrifie celui même qui paraît blâmer son culte?

On a souvent contesté aux eaux minérales leurs propriétés médicatrices, et leurs détracteurs se sont étayés de l'opinion de médecins célèbres, qui leur ont accordé assez de puissance pour nuire; mais qui n'ont voulu reconnaître, lorsqu'elles ont été salutaires, que l'action de l'eau employée comme simple moyen d'hygiène, sans vouloir tenir aucun compte de l'effet des substances médicamenteuses qu'elle tient en dissolution.

On a sans doute abusé des eaux minérales comme on le fait des meilleures choses, lorsqu'on leur a attribué la propriété de guérir tous les maux, et il faut toute la bonhomie d'un malade pour ne pas rire au nez de celui qui vante son baume comme le remède universel et souverain; mais il faut aussi fermer les yeux à la lumière, pour ne pas reconnaître que les eaux ont rendu à l'humanité les services les plus incontestables, en guérissant des maladies contre lesquelles avaient échoué les moyens thérapeutiques les mieux dirigés.

Si donc l'analyse fait retrouver dans l'eau minérale des substances qui ont elles-mêmes une action spéciale sur l'économie; si cette action se manifeste, pendant l'usage que les malades font de ce moyen, par certaines modifications des fonctions vitales; si ces modifications sont suivies d'heureux résultats que n'avaient pu procurer d'autres remèdes précédemment employés, il faudra nécessairement convenir que c'est non-seulement à la présence dans l'eau des produits minéralisateurs que cette eau doit ses propriétés médicatrices, mais encore à l'heureuse combinaison de ces produits, combinaison d'ailleurs assez variée pour que ce moyen, qui de prime abord paraît identique, puisse s'appliquer avantageusement dans des cas très-différents.

Des circonstances accessoires, et qui ne se trouvent réunies que là, ont aussi la plus grande influence sur les maladies qui se guérissent aux eaux : ainsi, le citadin échange avec avantage l'air épais et chargé de miasmes qu'il respirait dans sa ville contre l'air vif et pur des montagnes; l'éloignement des affaires et de leur tracas pour les uns; pour les autres l'occasion d'user d'un exercice favorable; les sociétés agréables et le plus souvent dépourvues d'une gênante étiquette, qui se rencontrent à ces divers établissements; les doux moments d'épanchements, de consolations et même de plaisirs qui résultent de la fréquentation de ces sociétés , qu'a si bien décrits M. le professeur Bertrand, dans ses recherches sur les eaux minérales du Mont-Dore ; toutes ces causes, dis-je, favorisent l'action des eaux minérales , et en font un moyen mixte de médication propre à guérir les souffrances morales et les douleurs physiques. Ne nous étonnons donc plus de voir tous les ans ces nombreuses émigrations affluer des villes vers les eaux minérales ; pour la première fois peut-être, la Mode , en accueillant ce remède avec faveur, s'est trouvée d'accord avec la plus saine raison.

Les anciens, frappés des effets curatifs des eaux minérales employées contre des maladies dont les unes étaient, selon eux, le résultat de la faiblesse , les autres le produit de l'irritation , quelques-unes avaient pour cause des humeurs viciées et acrimonieuses, d'autres étaient dues à l'*obstruction* des conduits sécréteurs et excréteurs, reconnaissaient, d'après les propriétés qu'ils leur supposaient, des eaux minérales toniques , rafraîchissantes , dépuratives, apéritives, désobstruantes, toutes dénominations qu'il faut abandonner à la vieille ontologie médicale ; nous ne leur reconnaissons, nous, qu'une seule manière d'agir, c'est en excitant les surfaces avec lesquelles elles se trouvent en contact (1).

Les nouvelles doctrines médicales ont fait faire à la médecine des eaux minérales des progrès immenses, c'est-à-dire, qu'expliquant d'une manière plus conforme à la physiologie, l'action des eaux minérales sur l'économie, et connaissant mieux les modifications pathologiques que détermine leur emploi, le médecin peut mieux apprécier l'opportunité de ce moyen , et distinguer les circonstances où il peut être nuisible, en même temps qu'il est plus apte à seconder son action par l'emploi d'autres moyens accessoires.

Aussi, tel est le degré de confiance que nous inspire ce moyen médical, que nous osons promettre une complète guérison aux malades dont les affections , *énumérées dans le cours de cet ouvrage*, ne sont pas trop anciennes ; aux malades qu'une constitution trop nerveuse n'expose pas à de fréquentes irritations aiguës, ou qu'un tempérament trop sanguin ne dispose pas aux congestions viscérales ; aux malades, enfin , qui usant des eaux minérales avec discernement, ne dédaigneront pas de se soumettre aux pratiques hygiéniques indispensables à la réussite de ce remède, comme de tous ceux dont l'action est forte et puissante.

Les eaux de Châteauneuf n'ont encore été le sujet d'aucune monographie , il n'en a été fait mention que dans quelques articles incomplets et surtout très-inexacts, insérés dans divers ouvrages traitant des eaux minérales en général ; aussi sont-elles jusqu'ici peu connues des médecins, si ce n'est de ceux qui habitent les villes qui en sont les plus rapprochées ; elles n'en attirent pas moins tous les ans un assez grand nombre de malades. Presque ignorées jusqu'à une époque qui date d'une quinzaine d'années, elles jouissent aujourd'hui

(1) Cette théorie a déjà été émise par M. L. Marchand, *Recherches sur l'action thérapeuthique des eaux minérales ;* par M. Noyer, *Topographie médicale de Vichy ;* elle avait été pressentie par M. Bertrand, à une époque où la médecine était moins avancée. Nous l'adoptons comme la seule satisfaisante, la seule en harmonie avec les connaissances actuelles.

d'une certaine réputation, et plusieurs départements voisins de celui du Puy-de-Dôme y envoient leurs malades qui trouvent la santé à leurs nombreuses sources, après l'avoir vainement cherchée à des thermes dont la réputation est beaucoup plus étendue. J'offre pour preuve de ce que j'avance, l'affluence toujours croissante des malades que ne pouvaient rebuter la difficulté des abords, la mauvaise tenue des logements et l'état déplorable des bains. Aujourd'hui ces chances d'insuccès ont singulièrement diminué, et de nouveaux bains construits, les anciens rétablis sur un meilleur pied, des hôtels agrandis ou construits à neuf, et enfin, une route rendue praticable pour les voitures, promettent à ces établissements un immense avenir de prospérités, en même temps qu'ils sont pour les malades qui les fréquentent la garantie qu'ils y trouveront désormais santé, bien-être et plaisir.

Il existe peu de documents sur ces thermes qui sont, à n'en pas douter, d'origine ou de construction romaine ; aucune tradition ne fait savoir qu'ils aient été connus jadis, et pourtant en creusant une des piscines, on a trouvé des médailles ou des pièces de monnaie de fabrication romaine provenant des colonies d'Aix et de Marseille. La découverte faite récemment de baignoires de briques, parfaitement cimentées, prouvent qu'ils ont été abandonnés après avoir été fréquentés pendant un temps plus ou moins long. Ils ont subi, pendant la barbarie du moyen-âge, le sort d'un grand nombre d'autres établissements utiles. Peut-être cet abandon est-il dû aux nombreuses difficultés qu'éprouvaient les malades pour y arriver. Par la rive droite de la Sioule, il fallait en effet parcourir à pieds un espace de deux mille mètres, sur un sentier étroit, inégal, présentant à chaque pas des excavations pratiquées par les eaux dans le roc, sur les bords d'immenses précipices ; il fallait descendre l'impotent à bras, au risque de le voir engloutir dans un de ces ravins du fond duquel il eût été impossible de le tirer. Une belle route remplace aujourd'hui cet étroit sentier, de sorte qu'on va très-commodément en voiture, là où jadis on n'allait pas à pied sans courir de grands dangers.

L'absence de données sur l'état primitif de ces thermes, m'oblige à peu m'occuper de leur partie historique qui est ordinairement ce que les curieux recherchent avec le plus d'avidité dans les ouvrages de ce genre ; je m'attacherai davantage à ce qui tendra à établir leur importance médicale, c'est-à-dire, la preuve que la médecine peut obtenir de l'usage de leurs eaux un moyen thérapeutique du plus haut intérêt. Cette preuve résultera, je l'espère, de l'exposé succinct de leur manière d'agir sur l'économie, et des observations qui me serviront de pièces justificatives. Je joindrai à ce travail la description des lieux, description que je m'efforcerai de faire avec toute l'exactitude que peut permettre l'état d'imperfection où sont encore quelques établissements dont la construction n'est pas achevée. La mise en pratique des préceptes de l'hygiène étant la condition, *sine qua non*, du succès des médications thermales, je rappellerai succinctement ces préceptes en en faisant l'application à la position particulière où se trouvent les buveurs d'eau et les baigneurs. L'analyse chimique des eaux servira de complément obligé.

Je suis loin de considérer cette analyse comme étant d'une nécessité absolue;

— 6 —

car il ne m'est pas parfaitement démontré qu'elle soit l'expression fidèle de la
composition des eaux minérales, puisque les auteurs les plus estimés s'accordent à présenter cette opération chimique comme *l'un des problèmes dont la
solution est la plus difficile*, que l'analyse des mêmes eaux faite avec soin,
donne lieu à des résultats différents, et qu'enfin, *il n'est pas certain*, dit
Murray, *que les sels qu'on se procure soient les éléments réels des eaux minérales plutôt que le produit de l'opération, du moins en partie* (1); je trouve
cependant cette opération utile en ce que, indiquant les principales substances
tenues par elles en suspension, elle servira à former une classification au
moyen de laquelle on pourrait parvenir à indiquer sommairement les propriétés
médicinales des eaux par leurs propriétés chimiques connues.

On trouvera donc ici l'analyse des eaux minéro-thermales de Châteauneuf,
telle que M. Lecoq, professeur d'histoire naturelle, l'a obtenue pour trois de
nos sources, telle que M. le professeur Bertrand l'a faite pour plusieurs autres,
telle enfin que l'examen le plus scrupuleux et la mise en pratique des préceptes
des grands maîtres me l'ont fournie pour la source la plus froide de Chambon,
dite de *Lacroix*, et pour celle trouvée nouvellement dans l'ancien bain des
Galeux.

Je saisis cette occasion de rendre à M. Lecoq un témoignage public de ma
gratitude pour son obligeante et savante intervention et ses bons conseils, sans
lesquels ce travail aurait été, je l'avoue, au-dessus de mes forces.

En écrivant cette notice, j'ai été effrayé des nombreuses difficultés qu'elle
présentait, par mon peu d'expérience dans l'art difficile d'écrire, par l'impossibilité de le faire d'une manière qui convînt en même temps aux personnes du
monde et aux médecins; j'avais à éviter le double inconvénient de paraître à
ceux-ci sous un aspect trop peu scientifique, et d'effrayer ceux-là par la forme
trop didactique de cet opuscule. Craignant donc de ne pouvoir conserver le
juste milieu entre ces deux écueils, j'ai été plusieurs fois tenté de renoncer à
mon entreprise. J'ai néanmoins résisté, soutenu par le désir de faire connaître
à mes confrères qu'il existe à *Châteauneuf* de nombreux thermes, de nombreuses sources auxquelles leurs malades peuvent, dans beaucoup de cas,
venir puiser la santé. Ces sources sont mal appréciées de quelques-uns, incon-
nues du plus grand nombre, et produisent cependant tous les ans de nombreuses guérisons. J'aurai donc atteint le but que je me propose, si je parviens
à en donner une plus exacte connaissance aux médecins qui les conseillent, au
public qui les fréquente, et à l'autorité qui s'empressera sans doute d'entourer
ces établissements naissants de toute la protection que mérite l'importance
qu'ils peuvent acquérir sous le rapport de la santé publique; et dans l'intérêt
financier du département où ils se trouvent.

(1) Telle est l'opinion de la plupart des chimistes, elle est surtout parfaitement ex-
primée dans un ouvrage qui traite *ex-professo* de l'analyse chimique des eaux minérales
par MM. Henry.

ESSAI

SUR LES

EAUX MINÉRALES DE CHATEAUNEUF.

PREMIÈRE PARTIE.

TOPOGRAPHIE DE CHATEAUNEUF.

CHATEAUNEUF, petite commune du département du Puy-de-Dôme, d'une population de 939 âmes, située sur les deux rives de la Sioule, à 8 lieues nord-ouest de Clermont, à 6 de Riom de l'arrondissement duquel elle fait partie, se compose, comme toutes les communes qui se trouvent en pays montueux, d'un certain nombre de hameaux plus ou moins éloignés les uns des autres, et auxquels on a donné différents noms, à l'exception du lieu où sont aujourd'hui l'église et le château, lequel lieu a conservé la dénomination de Châteauneuf.

Après avoir pris naissance dans les montagnes d'Auvergne, la Sioule se précipite plutôt qu'elle ne coule, du midi au nord, et pénètre sur le territoire de Châteauneuf, par la partie la plus méridionale de cette commune. Bientôt changeant de direction, elle marche de l'ouest à l'est, jusqu'à ce que, arrivée au pied de la presqu'île de Saint-Cyr dont nous parlerons plus tard, et repoussée par une puissance de cohésion qu'elle ne saurait vaincre, elle est contrainte de se diriger vers le midi, contourne la presqu'île et reprend enfin son cours au nord, direction qu'elle conserve jusqu'à sa sortie de la commune. Ces différents circuits, en sens opposés, ont dû être singulièrement favorisés par la disposition géologique des roches qui forment les deux rives ; car, après que cette rivière a dépassé la pointe de la presqu'île, et lorsqu'après avoir marché vers le midi, elle reprend tout-à-coup sa direction primitive vers le nord, elle se trouve située entre deux côtes formées de roches de nature différente ; ainsi la rive gauche est entièrement composée de roche granitique, tandis que le porphyre se trouve en grande quantité dans les roches de la rive droite. Le point d'union de ces deux roches a sans doute présenté moins de résistance à la destruction qu'a dû y opérer le passage de la Sioule lorsqu'elle y a creusé son lit, et cette rivière a dû trouver là moins d'obstacles à l'irruption de ses eaux que lui en eût présenté la continuité de l'une ou l'autre roche.

Dans les différents hameaux qui composent la commune de Châteauneuf, et dans tout le trajet que parcourt la Sioule sur son territoire, la nature paraît s'être plue à déployer un luxe de variété que l'on rechercherait vainement ailleurs : ici des collines escarpées, recouvertes d'une terre aride, déchirée par de hautes aiguilles de granit ou de porphyre qui en hérissent la surface ; pour toute végétation quelques buis et des plantes de digitales, signe non équivoque de stérilité, comme si ces lieux avaient été exclusivement consacrés au règne inorganique. Mais au hameau voisin se présente une riante perspective : à l'aridité du sol a succédé une végétation puissante, et le triste aspect des ronces qui se découvraient à peine au milieu des pointes de granit est remplacé par d'agréables plantations que permettent la pente plus douce des coteaux et une plus grande profondeur de la terre végétale qui recouvre le terrain primitif.

Sur une des rives, la côte coupée presqu'à pic, ne présente que des blocs énormes de rochers ou des fragments de ces blocs, qui se sont détachés des masses supérieures et n'ont été arrêtés dans leur chute que par d'autres masses qui se sont rencontrées sur leur passage, de sorte qu'on ne découvre sur ce bord qu'un espace incliné recouvert d'aspérités, dépourvu de végétation et même de terre végétale. Vis-à-vis, au contraire, soit que la roche moins friable ait présenté plus de résistance à l'action du torrent, soit qu'une autre cause, que j'ignore, ait repoussé celui-ci sur la rive opposée, la côte moins abrupte est recouverte dans sa partie inférieure de riches récoltes dont le succès est d'autant plus assuré, qu'elles prennent naissance dans un terrain qui se renouvelle continuellement par les dégradations successives des hauteurs, et sur celles-ci se trouvent de beaux arbres dont l'aspect vigoureux et riche fait un nouveau contraste avec l'aridité du rivage opposé. A chaque pas se rencontrent de semblables contrastes, et c'est entre ces rives, tantôt arides, tantôt pourvues d'une brillante végétation, que la jolie rivière de Sioule roule son eau limpide et promène son excellent poisson, double tribut qu'elle offre au goût et à la vue des baigneurs.

Au hameau des Méritis, non loin des bains de ce nom, la Sioule, par les différents contours que nous avons décrits plus haut, forme une presqu'île qui tient à la terre ferme par un énorme roc de granit que l'on a coupé pour y pratiquer un chemin à voiture. Cette presqu'île dont le sol est élevé en forme de cône, présente les décombres d'une église autrefois dédiée à Saint-Cyr, laquelle fut elle-même construite sur les ruines du château des anciens seigneurs. Du sommet de ce cône, le spectateur jouit d'un des points de vue les plus extraordinaires, très-remarquable en ce qu'il croit voir dans les détours de la Sioule qui s'offre à ses regards à sa droite et à sa gauche, deux rivières coulant en sens contraires quoique sur un même plan.

C'est à une tradition que nous devons de savoir que cette presqu'île de Saint-Cyr était jadis habitée par les seigneurs de Châteauneuf, il ne reste plus aucuns vestiges de leur habitation ; l'église même qui fut construite sur l'emplacement qu'elle avait occupé, est en ruines depuis fort longtemps. Toutefois, cette tradition n'est pas dénuée de vraisemblance : il existe sous le lieu où était situé cet ancien château, des souterrains qui ont dû dépendre d'une maison seigneuriale. Mais depuis le commencement du XVIe siècle, le siége seigneurial avait été transféré au hameau qui conserve aujourd'hui le nom de Châteauneuf ; il appartenait alors à *François Delaroche, baron de Châteauneuf et partie de Saint-Gervais*. Cette possession passa bientôt par une alliance dans la maison de *Saint-Hérem*, dont le chef s'appelait *Gaspard de Montmorin, chevalier de Saint-Hérem, comte de Châteauneuf et Saint-Gervais, seigneur de la Morlière*. On se repose avec bonheur de ces fastidieuses recherches historiques, lorsqu'on rencontre des noms, qui comme celui de *Saint-Hérem*, rappellent de grands souvenirs de philanthropie et de patriotisme. Personne n'ignore le refus que fit le chevalier de *Saint-Hérem* au roi *Charles IX*, qui lui ordonnait de renouveler les massacres de la Saint-Barthélemy dans la province d'Auvergne dont ce seigneur était intendant (1).

L'histoire retrace, à chaque époque de nos nombreuses guerres civiles, les scènes sanglantes de la Saint-Barthélemy, pourquoi y rencontrons-nous si rarement des traits de cette noble indépendance ?

Dans toute l'étendue de la commune, le sol est composé de terre siliceuse formant une couche plus ou moins épaisse, reposant sur des roches de formation primitive de granit ou de porphyre ; il s'y trouve aussi des gneiss. A travers ces roches, la rivière a creusé son lit et mis à découvert les différentes fissures qui donnent passage à l'eau minérale.

Le sol de Châteauneuf, considéré sous le rapport agronomique, présente des qualités bien différentes selon les différents endroits où il est examiné ; aussi selon ces diverses localités, fournit-il les produits végétaux propres aux terres les plus stériles, et ceux que l'on ne rencontre que dans les terrains de la plus grande fertilité ; c'est dire qu'est innombrable la quantité de plantes qui croissent dans ses vallées et sur ses montagnes. Il est une époque de l'année remarquable par le nombre et la beauté des fleurs qui naissent spontanément sur cet heureux sol dont même la partie stérile brille encore parfois des plus belles couleurs : le pourpre de ses digitales y succède d'une manière agréable à l'or des genêts à balais ; mais ce sont les parties basses que la nature s'est plue à orner des fleurs les plus brillantes et des couleurs les plus variées ; les bords de la rivière étalent surtout les plus grandes richesses en ce genre ; ce sont : les mauves, parmi lesquelles se rencontre la mauve musquée au feuillage découpé, les lichnis, la nombreuse famille des campanules, l'aquilégie aux superbes églantines, la grande lysimachie au port élégant, la saponaire, l'humble véronique, le myosotis à la couleur céleste. Les hauteurs sont couvertes de fleurs moins élégantes, mais brillant de couleurs non moins vives : ainsi, nous y trouvons la couleur tan-

(1) « Sire, écrivait le seigneur de Châteauneuf, j'ai reçu un ordre sous le sceau de Votre Majesté, de faire mourir tous les protestants qui sont dans ma province. Je respecte trop Votre Majesté pour ne pas croire que ces lettres sont supposées, et si, ce qu'à Dieu ne plaise ! l'ordre est véritablement émané d'elle, je la respecte trop aussi pour lui obéir. » Réponse d'autant plus belle qu'elle était faite à un roi despote et fanatique.

tôt bleue et tantôt purpurine des polygalas, l'incarnat des œillets, et de nombreux orchis, etc.

L'art de guérir y découvre aussi beaucoup de végétaux utiles : à ceux que nous avons déjà cités ajoutons la jusquiame, la morelle, la douce-amère, la benoîte, la salicaire, les plantes odorantes de la famille des labiées, la brione, les ciguës, la fumeterre, le bouillon blanc, le millepertuis et la famille toute médicinale des borraginées.

Au mois de juin, époque de la saison des eaux, toutes ces plantes sont dans leur splendeur ; mais la chaleur qui règne dans ce vallon, au milieu du jour, la sécheresse propre à ces terrains disposés en pente, ont bientôt dépouillé ce pays de sa belle parure végétale, et la floraison ne dure qu'un moment.

Parmi les plantes agricoles, se trouvent le froment, l'orge, le seigle et l'avoine, ces deux dernières céréales sont en plus grande quantité. J'y ai vu l'orge nue à six rangs, qui, comme le savent les agronomes, ne se trouve que dans les terrains les plus substantiels et les mieux fournis d'humus ; le chanvre s'y développe très-rapidement et y acquiert une qualité remarquable, enfin, la plus utile des plantes cultivées comme légumes, la précieuse pomme-de-terre y croît abondamment dans les terrains bas et frais.

Parmi les arbres, le chêne, le noyer, l'orme, le hêtre, le saule et le verne sont les plus nombreux. Quelques pommiers y sont tous les ans chargés d'une énorme quantité de fruits.

Les habitants de Châteauneuf sont fortement constitués, de haute taille pour la plupart. Leur principale industrie consiste dans la fabrication et le blanchiment des toiles, travaux dans lesquels ils excellent. Cette industrie les met en relation de commerce avec tout le département du Puy-de-Dôme et une partie de celui de l'Allier. Leur séjour au bord de la rivière, l'excellence et la quantité du poisson fourni par celle-ci, les engagent à employer à la pêche le temps qui n'est pas consacré à leurs travaux habituels.

Il est étonnant que l'obligation où ils sont de passer une partie de leur vie dans l'eau, ne soit pas pour eux une fréquente occasion de contracter des affections rhumatismales, et que ce voisinage ne rende pas les fièvres intermittentes endémiques comme elles le sont dans un grand nombre de localités situées comme celle-ci, aux bords des rivières. Les habitants croient devoir à leurs eaux thermales, d'être préservés de ces différentes affections ; aussi en font-ils un fréquent usage : ils se les administrent en bains et en boissons, pour combattre toutes les maladies auxquelles ils peuvent être en proie, et elles sont pour eux une vraie panacée.

BUTS DE PROMENADES.

La profondeur de ses vallées, la hauteur de ses aiguilles, la beauté et les gracieuses sinuosités de sa rivière, la diversité de ses sites, font de Châteauneuf, un pays curieux et pittoresque. Mais il existe dans son voisinage des lieux remarquables, et qui peuvent servir aux malades de buts d'une promenade agréable autant qu'intéressante. Dans ce nombre nous citerons :

Le puy Chalard, montagne volcanisée, que l'on peut considérer comme le premier anneau de la chaîne des monts Dômes. Il présente en effet leur forme conique ; il a fourni, à l'époque de sa volcanisation, une coulée de nature semblable à celle qui provient des autres puys.

Le lac de Tazana, connu dans le pays sous le nom de Gour ou Gouffre ; c'est aussi un ancien cratère, d'une profondeur considérable et plein d'eau ; celle-ci s'échappe en petite quantité par le côté ouest moins élevé que les autres. Sur ses bords on trouve de la pouzzolane et des produits volcaniques scorifiés. Il est creusé dans le granit.

Charbonnière-les-Vieilles et Manzat, petites villes dont les porphyres fournissent de très-belles *pinites*.

Le puy St-Bonnet, remarquable par la puissance de végétation des arbres que son sol fournit ; on y voit avec admiration des tilleuls d'une immense étendue.

Menat, sur la route de Clermont à Tours, est construit au milieu d'un bassin creusé dans le gneiss, sur une couche profonde de tripoli rouge et de schiste bitumineux. Entre les feuillets de ce dernier schiste, on peut voir l'empreinte d'un grand nombre de poissons et de végétaux. De très-belles pyrites offrent aussi de ces fossiles parfaitement empreints. Il y a près de Menat un établissement destiné à la calcination du schiste bitumineux qu'on livre ensuite à l'industrie et à l'agriculture.

Saint-Gervais, petite ville située sur le point culminant de la contrée, possède des mines de houille qui attendent l'exploitation.

A *Ayat*, très-près de Châteauneuf, est la jolie habitation de madame la baronne Téreyre, veuve du général de ce nom, un des braves de l'Empire. La beauté de ce lieu offre l'exemple d'une victoire remportée par l'art sur la nature, puisqu'on est parvenu à obtenir les plus beaux produits horticoles, là où la nature du sol ne semblait promettre qu'une végétation maigre et chétive.

DEUXIÈME PARTIE.

DESCRIPTION DES SOURCES.

Propriétés chimiques et physiques des Eaux.

Dans une grande partie du territoire de la commune, sur les deux rives et dans le lit même de la Sioule, on voit sourdre l'eau minérale, qui se reconnaît à des bouillonnements isolés formés par le dégagement du gaz acide carbonique. De ces bouillons, les uns chauds et les autres froids, les plus considérables ont été recueillis, enfermés dans des constructions appropriées à la destination qu'on leur a donnée et dont nous allons faire l'énumération :

SOURCES DE CHAMBON.

Sur la rive droite de la Sioule, au hameau appelé le *Chambon*, au pied du coteau dit de la Garenne, sont les deux fontaines froides désignées toutes deux par le nom du lieu où elles prennent naissance, mais distinguées, l'une sous le nom de fontaine de *Lacroix*, et l'autre sous celui de *la Garenne*.

FONTAINE DE LACROIX.

La première, renfermée dans un petit édifice demi-circulaire, est dédiée au docteur Pracros, dont elle porte aussi le nom, et par les conseils duquel elle a été construite, Située environ à vingt pas de la rivière, elle se déverse dans celle-ci en laissant sur le trajet que parcourt l'eau minérale, des traces d'une teinte brunâtre évidemment produite par un sédiment ferrugineux. Cette fontaine, comme toutes les sources minérales de Château-neuf, est dans un état de bouillonnement continuel; son eau est limpide quoiqu'abandonnant un produit sédimenteux considéra-ble qui s'attache aux pierres qui en avoisinent la source, et aux parois du petit édifice qui l'entoure. Je l'ai toujours trouvée à la température de 10 degrés R.

En voici l'analyse telle que je l'ai obtenue cette année. Pour éviter les longueurs, je me contenterai d'en faire connaître les résultats sans entrer dans les détails des nombreuses opérations qui les ont fournis.

Le Litre contient :

Acide carbonique libre	0,200
(1) Carbonate de soude	0,800
Sulfate de soude	0,266
Hydrochlorate de soude	0,300
— de chaux	0,200
Carbonate de chaux	0,400
Sulfate de chaux	0,266
Carbonate de magnésie	0,400
Silice	0,150
Alumine	0,150
Oxide de fer	0,100

SOURCE DE LA GARENNE.

A une centaine de pas au-dessous de la précédente, mais beau-coup plus rapprochée du bord de la rivière, se trouve cette source remarquable par la quantité énorme de gaz qui se dégage de son eau ; elle est enfermée dans un petit puits circulaire dont les parois sont tapissées d'un sédiment brun foncé, qui est,

(1) Le carbonate de soude devait se trouver, dans l'eau *vivante*, à l'état de bicarbonate. L'oxide de fer était sans doute tenu en dissolution par l'acide carbonique. C'est donc avec raison que le savant Chaptal a dit que dans cette opération on n'analysait qu'un cadavre.

comme dans la fontaine précédente, produit par un dépôt considérable d'oxide de fer. Sa température est de 15 degrés R. ; l'eau en est transparente, mais pétille si on l'agite à l'air, et, si elle est renfermée dans une bouteille, elle en chasse le bouchon avec bruit.

Ses propriétés chimiques ont été constatées par M. Trahan, en 1828. Je regrette que ce pharmacien n'ait pas précisé les quantités des substances minérales qu'il y a trouvées, je me propose d'y suppléer par un nouvel examen.

Cette eau contient :

Du gaz acide carbonique.
Du carbonate de soude (*en assez grande quantité*).
Du sulfate de magnésie (*petite quantité*).
Du carbonate de chaux.
—   de magnésie.
—   de fer (*beaucoup*).

SOURCES DES BORDATS.

Sur la rive gauche de la Sioule, est le hameau appelé des Bordats, traversé par le petit ruisseau des Cubes. A environ 150 pas de la réunion de celui-ci à la Sioule est un petit espace au milieu duquel sont situés plusieurs bains.

BAIN DE LA ROTONDE.

Le premier est connu sous le nom de Bain de la Rotonde, parce qu'il était en effet enfermé dans un bâtiment circulaire tombé en ruines, et que l'on a remplacé par un édifice qui n'est pas achevé au moment où ceci est écrit.

Cette eau a été analysée par M. le professeur Bertrand (1), mais j'ai encore à regretter que ce savant chimiste se soit contenté d'indiquer les substances, sans faire connaître la quantité pour laquelle elles entrent dans la composition de cette eau. Quoi qu'il en soit, voici le résultat de l'opération :

(1) M. le professeur Bertrand a analysé la plus grande partie des eaux de Châteauneuf, et je n'aurais pas désiré que l'opération faite par lui fût recommencée, si ces analyses étaient complètes, c'est-à-dire, si la quantité de chacune des substances minérales avait été indiquée.

Huit livres d'eau évaporée ont fourni 195 grains de matière solide :

Carbonate de chaux.
— de soude.
— d'alumine.
Muriate de soude.
Sulfate de soude.
Plus, de l'acide carbonique.

L'eau de ce bain est un peu louche, très-grasse et très-savonneuse au toucher, d'une saveur bitumineuse ; on y voit de forts bouillons produits par le dégagement du gaz acide carbonique. M. Colin, mon prédécesseur, assure que sa température était autrefois, *en vendémiaire an XI*, à 28 degrés, elle est aujourd'hui à 25.

BAIN DU PETIT ROCHER.

A quelques mètres du bain de la Rotonde, existait un bain en ruines, abandonné des malades depuis longtemps, appelé le *Bain des Galeux*, et dont l'eau avait de 14 à 15 degrés au thermomètre de Réaumur. En 1833, le propriétaire a fait creuser cette piscine et a obtenu par cette opération une magnifique source d'une eau très-claire, à 25 degrés de température, dégageant une forte quantité de gaz acide carbonique, déposant aux parois de la piscine dans laquelle on l'a fait naître, un sédiment ferrugineux très-prononcé.

Un bâtiment thermal a été construit sur l'emplacement qu'occupait l'ancien, plusieurs baignoires séparées y ont été pratiquées, et on a entouré cette nouvelle salle de bains de plusieurs petits appartements vestiaires que jusque-là on n'avait pas encore rencontrés aux bains de Châteauneuf.

J'ai analysé l'eau de cette nouvelle source, et je me suis assuré qu'elle contient par litre d'eau :

Acide carbonique........... 0,175
Carbonate de soude........ 1,790
— de chaux........... 0,730
— de magnésie...... 0,300
Oxide de fer.............. 0,100

Sulfate de soude............ 0,730
— de chaux............. 0,300
Hydrochlorate de chaux..... 0,100

SOURCE DU PETIT-ROCHER.

Très-près de ce bain dit du Petit-Rocher, au pied du coteau qui domine le petit vallon où sont contenues ces différentes sources, est une fontaine encaissée dans le rocher même ; son eau est transparente, pétille lorsqu'on l'agite, d'une saveur aigrelette et d'une température de 16 degrés.

En voici la composition d'après M. Bertrand :

Acide carbonique libre.
Carbonate de chaux.
— de magnésie.
— de soude.
Muriate de soude.
Carbonate de fer.

BAIN CHEVARIER.

Sur la même ligne que cette fontaine et un peu à l'ouest, est un troisième bain enfermé dans un très-petit édifice ; il consiste dans une seule baignoire pouvant contenir deux personnes.

L'eau analysée par M. Bertrand a présenté les substances suivantes :

Hydrogène sulfuré, quantité sensible à l'odorat.
Sulfate de soude.
Muriate de soude.
Carbonate de soude.
— de chaux.
— de magnésie.

Ce bain a 24 degrés de température.

FONTAINE DU PETIT-MOULIN.

A 400 mètres des sources que nous venons d'examiner, sur le bord du chemin qui conduit au hameau des Méritis, près de la

Sioule dont la rive est élevée et escarpée, se trouve une fontaine d'eau froide, appelée de Birard ou du Petit-Moulin. Il n'a été fait encore aucuns travaux pour sa conservation quoiqu'elle soit d'un usage fréquent.

Voici sa composition chimique d'après M. Bertrand :

Un litre de cette eau contient :

Acide carbonique.
Sulfate de soude.............. » 19
Muriate de soude .... » 16
Carbonate de soude............ 1 3
— de chaux............ » 16
— de magnésie .... » 5
Une petite quantité d'oxide de fer.

SOURCES DES MÉRITIS.

A 300 pas environ de cette fontaine est le hameau des Méritis, lieu où sont les sources les plus élevées en température. Ces différentes sources sont situées sur une très-petite esplanade, au pied d'un coteau de roche granitique de 150 toises de hauteur ; l'espace qu'elles occupent est limité au levant par la rivière, et au couchant par le coteau dont nous venons de parler.

Les sources que cet espace fournit forment le Grand-Bain ou Bain-Chaud, un bain d'une température plus faible, mais qui n'a pas encore été bien appréciée, car l'eau n'en avait pas été entièrement captée lorsque ceci a été écrit ; un bain connu sous le nom de Bain-Tempéré ou de Chardonnet, un bain frais enfermé dans le même édifice que le précédent, une fontaine connue sous le nom de Grande-Fontaine ou Fontaine du Grand-Bain ; enfin la fontaine dite de la Pyramide.

GRAND-BAIN OU BAIN-CHAUD.

Les deux premiers de ces bains sont situés dans un vaste édifice thermal, construit depuis 1834. Auprès du Bain-Chaud sont plusieurs baignoires séparées ; plusieurs douches ont été pratiquées et respectivement destinées aux personnes de différents sexes ; le bain lui-même est divisé en deux parties dont l'une devra n'admettre que les hommes et l'autre est exclusivement affectée aux femmes.

L'eau du Bain-Chaud est transparente, incolore, a une saveur salée légèrement ferrugineuse ; le thermomètre de R. indique 30° 1ʃ2 et quelquefois 31°. La différence de pesanteur avec l'eau distillée est de 0,002. Le sédiment que laisse cette eau sur les lieux où elle séjourne est brun, et se compose de substance calcaire colorée d'oxide de fer.

Chaque litre de cette eau contient :

Acide carbonique libre................ 0,150
Substances solides.................... 5,770

L'analyse de celles-ci faite par M. Lecoq a donné les résultats suivants (1) :

SOLUBLES, 4910....
$\left\{\begin{array}{l}\end{array}\right.$
Carbonate de soude............ 3,760
Muriate de soude.............. 0,420
Sulfate de soude.............. 0,200
Matière animale (quantité inappréciable).
Perte........................ 0,530

INSOLUBLES, 0,860.
$\left\{\begin{array}{l}\end{array}\right.$
Carbonate de chaux............ 0,630
    —   de magnésie........ 0,080
Silice....................... 0,050
Matière animale unie à la silice.
Perte........................ 0,100

BAIN TEMPÉRÉ OU DE CHARDONNET.

A quelques pas du bâtiment thermal dont nous venons de parler, vient d'être construit un second édifice du même genre, moins grand à la vérité, mais contenant comme lui deux bains, l'un, appelé Tempéré, son eau a 29° 1ʃ2, quelquefois 30 ; l'autre bain n'a pas été analysé, il a 26° de température. Ses autres propriétés physiques sont les mêmes que celles de l'eau du Bain-Chaud.

(1) M. Lecoq ayant opéré sur le résidu sec de l'évaporation de 12 litres d'eau pour chacune des trois sources des Méritis, j'ai dû faire moi-même les opérations relatives à l'appréciation des gaz.

Elle a fourni à l'analyse les substances suivantes :

Par litre, acide carbonique libre.   0,150
Matières solides..............   3,332

Lesquelles se divisent ainsi qu'il suit :

SOLUBLES, 3,030...
- Carbonate de soude............ 1,990
- Muriate de soude............ 0,420
- Sulfate de soude............ 0,320
- Perte.................... 0,300

INSOLUBLES, 0,302.
- Carbonate de chaux............ 0,150
-    —   de magnésie.......... 0,026
- Silice.................... 0,050
- Alumine.................. 0,026
- Oxide de fer.
- Matière animale unie à l'oxide de fer et à l'alumine.......... 0,050

FONTAINE DU GRAND-BAIN.

Très-près du Bain-Chaud existe une fontaine d'eau chaude qui se distingue de l'eau du bain par un dégagement très-appréciable à l'odorat du gaz acide hydrosulfurique.

Ses éléments se composent par litre d'eau :

Acide carbonique....   0,250
De substances solides..........   3,740

SOLUBLES, 2,960...
- Carbonate de soude............ 1,590
- Muriate de soude............ 0,650
- Sulfate de soude............ 0,300
- Perte.................... 0,420

INSOLUBLES, 0,780.
- Carbonate de chaux............ 0,450
-    —   de magnésie......... 0,080
- Silice.................... 0,150
- Alumine (des traces).
- Perte.................... 0,100

FONTAINE DE LA PYRAMIDE.

A 150 pas de ces bains, en suivant le cours de la rivière on trouve la fontaine de la Pyramide ; elle tire son nom d'une pierre en forme de pyramide qui la surmontait autrefois.

Son eau est chaude et se compose ainsi qu'il suit d'après l'analyse faite par M. Bertrand :

Par litre d'eau.

Carbonate de soude............	1	44
Hydrochlorate de soude........	»	46
Sulfate de soude..............	»	30
— de potasse..............	1	2
Carbonate de chaux...........	»	38
— de magnésie.........	»	6

Des traces d'oxide de fer végétal disposé en pellicules brunâtres et luisantes.

Il existe une analyse des eaux de Châteauneuf faite par M. Vallet, pharmacien. Le résultat présenté par elle diffère un peu du travail que nous venons de faire connaître ; cette analyse ayant été soumise à l'impression, je ne crois pas nécessaire de la reproduire ici.

Telles sont les différentes sources qui composent les eaux de Châteauneuf. D'après ce que nous avons dit de leur composition chimique, il est évident que le gaz acide carbonique est la substance qui domine, sinon en poids du moins en volume ; elles contiennent en outre du fer en assez grande quantité, et quelques sels s'y trouvent aussi en abondance, notamment le bicarbonate de soude auquel dans ces derniers temps on a reconnu une action toute particulière contre les affections des voies urinaires.

L'eau de ces différentes sources possède la même pesanteur spécifique 1,002, l'eau distillée étant prise pour unité de comparaison.

La couleur de l'eau n'est pas la même pour toutes les sources ; transparente pour quelques-unes, elle a chez les autres un aspect bitumineux et louche qui paraît être en raison directe de l'élévation de leur température.

A l'approche des orages et chaque fois que le baromètre annonce une diminution dans la pesanteur atmosphérique, les bouillonnements gazeux se font remarquer avec plus de force, d'épaisses vapeurs s'élèvent à la surface des piscines, l'eau acquiert une température plus élevée et le dégagement du gaz acide carbonique est plus abondant.

Certaines précautions deviennent alors indispensables au bien-être des malades qui, plongés dans un milieu plus chargé d'électricité qu'il ne convient à l'exaltation de leur système nerveux et à l'extrême sensibilité dont ils sont momentanément doués, sont obligés de diminuer alors la durée de leur bain et d'entrer dans l'eau moins profondément que de coutume. Des courants d'air pratiqués convenablement devront soustraire une partie du gaz répandu dans les salles de bains.

TROISIÈME PARTIE.

PROPRIÉTÉS MÉDICINALES.

Il n'entre pas dans le plan de cet ouvrage de discuter les questions soulevées sur la manière dont les eaux thermales agissent sur l'économie, ce que Bordeu appelle *le mécanisme et la raison de leurs effets* ; cette discussion trouverait place dans un ouvrage qui traiterait plus en grand des eaux minérales ; nous n'oublions pas que nous n'avons à nous occuper que des eaux de Châteauneuf en particulier. Mais voulant chercher à établir dans quelles limites les eaux minérales sont applicables au traitement des maladies et spécialement celles de Châteauneuf, disons, sous forme de propositions, que (1) :

Les EAUX MINÉRALES sont toujours excitantes, elles ne peuvent donc agir que comme révulsives ; à la manière des autres agents thérapeutiques connus sous le nom de révulsifs, c'est-à-dire, en occasionnant sur les surfaces avec lesquelles elles sont en contact, une stimulation qui, y développant d'abord l'action nerveuse, y détermine aussi bientôt l'arrivée des fluides.

____

(1) Ce n'est guère que pour les personnes étrangères à l'art de guérir que j'ai cru devoir entrer dans ces détails, dépourvus d'intérêt pour celles à qui la science est familière.

L'action du cœur est aussi sympathiquement augmentée et le sang est poussé avec force à la périphérie : de là, cette teinte rouge prononcée que revêt constamment la peau des personnes qui sortent des piscines, et la transpiration si abondante et si salutaire qu'éprouvent les malades après les bains.

Ainsi, augmentation considérable d'action de la part de l'appareil circulatoire ; stimulation, presqu'irritation du système dermoïde.

La peau devenant le centre d'un grand mouvement fluxionnaire, les fluides, pour s'y rendre, abandonnent les muscles, les surfaces articulaires, les membranes muqueuses, etc.

Les irritations nerveuses sont diminuées par la diffusion, sur de vastes surfaces, de l'action nerveuse précédemment concentrée sur le point irrité, d'où la guérison des névralgies.

C'est encore par suite de cette excitation, et en raison de l'antagonisme qui existe entre les systèmes lymphatique et vasculaire sanguin que la circulation rouge devenant prédominante, la circulation lymphatique est modifiée en raison inverse chez les scrofuleux et en général chez les personnes de tempérament lymphatique, d'où résolution des tumeurs strumeuses, des engorgements glanduleux, des affections subinflammatoires et de tout ce que l'on attribue à la diathèse scrofuleuse (1).

Cette immense diffusion thérapeutique donne aux eaux thermales une action médicatrice qui leur est particulière : par elles la plupart des sécrétions sont augmentées et l'économie est mise dans un état de surexcitation générale que ne procure aucun autre moyen fourni par la matière médicale.

Cet effet est merveilleusement favorisé par l'usage de l'eau minérale prise intérieurement. L'action de celle-ci est encore une stimulation, une augmentation de l'action organique dans les parties sur lesquelles elle manifeste ses effets.

Cette stimulation peut avoir lieu sur les organes, qui les premiers en ont éprouvé l'impression : la muqueuse gastrique, la

(1) Les anciens avaient, sans s'en rendre parfaitement compte, reconnu cet antagonisme qui règne entre ces deux systèmes, aussi n'employaient-ils, pour combattre les affections résultant de la prédominance du système lymphatique, que des médicaments ou un régime dont l'usage prolongé avait pour effet d'exciter puissamment l'appareil vasculaire rouge. (*Voyez à ce sujet l'excellente thèse de M. Goupil. Essai sur la révulsion.*)

muqueuse intestinale ; elle peut, par voie d'absorption ou par action sympathique se montrer au loin, sur la peau, sur les organes sécréteurs et surtout les reins.

L'organe cutané est donc, dans le plus grand nombre de cas, le principal but sur lequel nous cherchons à diriger nos moyens de révulsion dans le traitement par les eaux minérales, soit qu'on les emploie en boisson, soit qu'on les administre en bains ; et ce qui assurera à Châteauneuf une supériorité bien prononcée sur les autres établissements de sa classe, ce sont les nombreuses sources que la nature lui a données en si grande abondance, et dont la composition chimique est tellement variée qu'il n'y en existe pas deux entièrement semblables ; ce qui permet de les appliquer, selon leur température et leurs propriétés chimiques aux différentes maladies que l'on a à combattre, et aux différents tempéraments sur lesquels on doit agir, selon le degré d'excitation que l'on veut produire, pour obtenir la révulsion nécessaire.

D'accord avec le raisonnement, l'expérience nous apprend donc que pour combattre avec succès le rhumatisme musculaire, le rhumatisme articulaire, la paralysie, les névralgies, les engorgements résultant d'une irritation ancienne des tissus fibreux articulaires, les épanchements des synoviales et les tumeurs appartenant aux organes glanduleux, on doit employer extérieurement l'eau minérale à une température élevée. Ce principe n'est cependant pas sans exception, et plusieurs raisons peuvent engager à préférer une température moins élevée dans le traitement des affections que nous venons d'énumérer. On doit toujours avoir egard au plus ou moins d'irritabilité des malades, à leur plus ou moins grande disposition aux congestions, et, enfin, pour quelques-unes de ces maladies, aux causes qui ont pu les déterminer. Ainsi elles ont pu être la suite d'irritations gastriques ou intestinales ou s'être accompagnées de ces irritations. Or, on sait combien une stimulation de la peau, portée trop loin, réagit sur la muqueuse de l'estomac et des intestins, et dispose aux phlegmasies de ces organes. Aussi, ai-je constamment remarqué que les malades qui, croyant se débarrasser plus vite de leurs douleurs, ont de suite voulu se plonger dans les piscines les plus chaudes, ont vu s'exaspérer les symptômes de l'affection qui les avait conduits aux bains, au point d'être contraints de suspendre le traitement thermal ou même y renoncer entièrement, pour en subir un plus approprié à leur nouvelle position.

Chez les personnes irritables et chez le plus grand nombre de celles qui font usage des eaux pour la première fois, on est obligé de commencer le traitement par les bains moins élevés en température, moins chargés en principes minéralisateurs, pour arriver progressivement au *summum* de la médication thermale.

Si nous avons à traiter des affections gastriques, des irritations chroniques de la muqueuse intestinale, des affections névropathiques dans lesquelles les voies digestives, malades depuis longtemps, ont vu se développer un état sympathiquement morbide de l'organe cérébral, lequel état se manifeste tantôt par une exaltation générale de la sensibilité, tantôt au contraire par une profonde apathie, impossibilité apparente d'agir, prétendue inaptitude à toute espèce de travail intellectuel, nous employons avec succès les bains de *basse température*. Il faut que par eux nous obtenions une stimulation de la peau, que cet organe recouvre ses fonctions perspiratoires, mais toujours sans nuire à l'estomac déjà si disposé à se surirriter. Nous proportionnerons ainsi l'activité du moyen révulsif à l'irritabilité du sujet, et surtout au plus ou moins de synergie qui existe chez lui, entre l'organe cutané et les voies digestives.

L'eau minérale est donnée intérieurement, soit pour seconder l'action des bains et des douches, soit seule et sans l'intervention des autres agents de médication thermale : c'est ainsi que nous employons avec avantage l'eau chaude de la fontaine du Grand-Bain, et dans quelques circonstances celle de la Pyramide, soit pures, soit coupées avec des décoctions pectorales ou du lait, pour combattre le catarrhe chronique de la muqueuse pulmonaire, maladie à laquelle on ne peut que rarement opposer les bains ; et, dans ce cas, mais dans ce cas seul, on devra préférer aux piscines les baignoires nouvellement construites, puisqu'en faisant usage de ces dernières, le malade évitera le double inconvénient d'avoir à déplacer, dans chaque mouvement respiratoire, une masse d'eau trop considérable, et d'avoir à respirer un air plus chargé d'acide carbonique qu'il ne convient à ses organes délicats.

Pour seconder l'usage des bains tempérés ou froids, nous faisons boire les eaux gazeuses froides; celles-ci traversent l'estomac et les intestins sans y déterminer une stimulation bien prononcée, mais elles exercent d'importantes modifications sur les organes sécréteurs de l'urine.

La présence du fer, uni à l'acide carbonique, est un puissant moyen à opposer à la chlorose, à l'amenorrhée qui s'accompagnent de gastralgie ainsi que l'ont observé, dans ces derniers temps, **MM.** Trousseau, Bonnet et Blaud de Beaucaire; nous avons vu souvent l'inertie des organes génitaux cesser par l'emploi des eaux thermales en bains et des eaux acidules ferrugineuses en boisson, soit que l'irritation, s'il en existait, ait été révulsée sur la peau ou la muqueuse digestive, soit que la présence du fer en dissolution ait rendu l'hématose plus active.

L'eau thermale, administrée sous forme de douches, a nécessairement aussi une action puissante comme moyen révulsif; l'excitation occasionnée par le bain dans une vaste étendue, sur toute la surface de la peau, la douche la produit sur un point limité de cet organe; tous les phénomènes que l'on peut remarquer d'une manière générale pendant l'immersion dans le bain, se reproduisent, mais d'une manière plus prononcée, sur le point soumis à l'action de la douche. Il y a donc aussi *sur-innervation*, excitation vasculaire, afflux des fluides (*hyperémie*), indépendamment de l'absorption d'une petite quantité du liquide minéral qui est composé de molécules excitantes, lesquelles transportées par la circulation sur tous les points de l'économie, mettent celle-ci tout entière sous l'empire de cette excitation générale que nous avons vue ne pouvoir être produite par aucun autre agent que par la médication thermale, et que **M.** le professeur Alibert compare très-judicieusement à la fièvre médicatrice des anciens.

Enfin, l'eau minérale injectée dans le conduit vulvo-utérin, modifie par ses propriétés excitantes les inflammations anciennes dont peut être le siége la muqueuse qui tapisse ce canal. C'est au moyen de ces injections qu'on parvient à détruire les leucorrhées anciennes et même des restes de syphilis. On se sert pour les pratiquer, soit de la seringue ordinaire, soit des nouvelles douches ascendantes qui viennent d'être construites, et qui jusque-là manquaient aux établissements de Châteauneuf.

Les malades qui font usage du bain chaud éprouvent pendant

leur séjour dans le bain et après qu'ils en sont sortis, les phénomènes suivants :

ÉTAT DES MALADES PENDANT LE BAIN.

La chaleur semble d'abord devoir être insupportable, et plus
encore à mesure que le corps s'enfonce dans la piscine ; lorsque
l'eau arrive au niveau de l'ombilic, ils éprouvent un resserrement
de l'épigastre, une contraction presque spasmodique des muscles
de la partie antérieure du tronc, et une difficulté de respirer qui
persiste pendant quelques instants, et qui, chez quelques-uns, se
remarque pendant toute la durée du bain. Cependant chez le plus
grand nombre, cet état, loin de demeurer fatigant, comme au
commencement de l'immersion, est bientôt remplacé par la sensation agréable d'une chaleur que l'habitude fait juger douce ; la
peau se gorge de fluides, elle devient rouge, quelquefois brûlante, mais le plus souvent halitueuse et donnant jour à une
transpiration extrêmement abondante.

Chez quelques malades affectés de rhumatismes musculaires,
on observe que la peau, pendant l'immersion dans l'eau minérale, se recouvre d'un enduit muqueux sur toute sa surface, ex-
cepté sur la partie de cette membrane qui recouvre immédiatement les muscles souffrants.

Cet état dure ainsi pendant trois quarts d'heure, une heure au
plus. Si le bain est prolongé au-delà de ce terme, la tête devient
pesante, douloureuse ; il survient des vertiges, des éblouisse-
ments, et les symptômes d'une congestion cérébrale ; alors le
pouls, qui au début battait avec vitesse, a ralenti sa marche pendant une demi-heure, après laquelle il devient fort, dur, plein,
et serait enfin celui des apoplectiques si les malades persistaient à
prolonger leur séjour dans le bain. Il est pourtant des personnes
chez lesquelles ces différents phénomènes ne se montrent pas, ou
se montrent d'une manière peu sensible. J'ai vu quelques hommes
d'une sensibilité très-obtuse qui seraient restés aux bains chauds
pendant trois heures sans en être incommodés autrement que par
une grande faiblesse résultant de la transpiration.

ÉTAT DES MALADES APRÈS LE BAIN.

A la sortie du bain, si les malades ont soin de se mettre immédiatement au lit, s'ils ne se sont pas exposés au passage subit dans un milieu trop froid, sans être couverts comme l'exige la différence de la température de laquelle ils sortent à celle qu'ils traversent, ils éprouvent une transpiration plus abondante encore; la sueur est inodore, pénètre jusqu'aux couches et dure ainsi une heure et quelquefois deux; le pouls reprend ensuite son type naturel, et le malade se sent dispos, souple, appétant les aliments.

Contrairement aux observations faites au Mont-Dore par M. le professeur Bertrand, j'ai fréquemment vu s'exaspérer par les premiers bains, les douleurs résultant de rhumatisme musculaire, d'affection arthritique et de névralgie; je puis même assurer que cette exaspération était toujours pour moi un phénomène d'un heureux augure; je n'ai jamais eu lieu de féliciter les malades qui m'annonçaient, dès les premiers bains, un notable soulagement; ils payaient presque toujours cet avantage par une augmentation de leurs souffrances, dont le retour était certain et la durée plus ou moins longue. Ceux au contraire qui voyaient s'augmenter leurs douleurs dès le début du traitement, se trouvaient bientôt soulagés et se retiraient toujours guéris.

Au bain froid, dit des Galeux, le malade, en se plongeant dans l'eau, en trouve la température un peu faible; mais bientôt, par la puissance excitante des substances qui entrent dans la composition de cette eau, la peau devient rouge et chaude, et ce n'est qu'après une heure ou une heure et demie d'immersion, qu'il y retrouve la sensation froide qu'il avait éprouvée en entrant.

Aux bains, pris à 25 et 26 degrés, il est un phénomène que j'ai constamment observé chez les personnes affectées de gastrite ou de gastro-entérite chroniques : c'est une sensation assez désagréable de resserrement dans la région épigastrique, sensation que tous les malades exprimaient de la même manière. Les autres phénomènes généraux se montrent les mêmes avec moins d'intensité, ainsi le pouls est moins accéléré, la transpiration beaucoup moins abondante, mais la peau est toujours rouge et gorgée de sang.

QUATRIÈME PARTIE.

PATHOLOGIE ET THÉRAPEUTIQUE.

Les affections sur lesquelles les eaux de Châteauneuf ont eu une action plus prononcée sont :

La gastrite chronique, la gastro-entérite chronique, la duodeno-hépatite (obstruction du foie), le catarrhe pulmonaire chronique, la chlorose, le rachitisme, la névralgie, la paralysie partielle d'un membre, suite ordinaire d'une congestion momentanée des organes encéphaliques ou rachidiens, ou d'un épanchement dans les séreuses de ces organes, le rhumatisme musculaire, l'arthrite chronique ou rhumatisme articulaire, l'hydarthrose ou épanchement synoviale des articulations, les affections nerveuses du cœur, certaines affections de la vessie, le catarrhe de cet organe, pourvu qu'il ne soit pas accompagné de maladie *organique*, la plupart des maladies chroniques de la peau, si elles ne sont pas très-anciennes, dans ce cas même elles peuvent être avantageusement modifiées, enfin les engorgements glanduleux, et tout l'appareil de symptômes subinflammatoires attribués à la diathèse scrofuleuse.

Persuadé que c'est l'exactitude plutôt que le nombre des observations qui en fait le mérite, je ne me suis pas attaché à multiplier celles-ci; la lecture en serait fastidieuse sans être d'une grande utilité. Il me suffira de faire savoir que toutes les affections énumérées ci-dessus ont fourni des malades à Châteauneuf, et le lecteur acquerra la conviction que ceux-ci y ont trouvé du soulagement à leurs maux. Ce livre devant être lu par quelques personnes étrangères à la médecine, j'ai cru devoir faire pour celles-ci, l'histoire très-succincte de chacune des maladies dont il sera rapporté des observations; cet exposé en raccourci ne sera, j'espère, pas inutile pour l'intelligence de ces observations, que le lecteur étranger aux études médicales ne pourrait de lui-même rapporter à aucun cadre nosologique.

GASTRITE, GASTRO-ENTÉRITE, DUODENO-HÉPATITE CHRONIQUES.

Inflammation à l'état chronique de la membrane muqueuse des voies digestives.

A la suite d'une *fièvre* intense qui est *ordinairement* le résultat de l'inflammation, à l'état *aigu*, de ces membranes, il se développe une série de symptômes qui révèlent la transition à l'état chronique de l'irritation qui avait produit la fièvre ; ou lors même qu'aucune affection aiguë n'aurait préexisté, soit que l'on ait commis des écarts de régime, soit que l'on se trouve sous l'empire de causes morales qui influent toujours sur notre santé d'une manière plus ou moins puissante, les digestions deviennent pénibles, les aliments que l'on désire encore excitent pendant leur présence dans l'estomac de la gêne dans la respiration ; impossibilité de se livrer à un travail quelconque, mal de tête, insomnie rebelle, ou au contraire continuelle envie de dormir, bientôt l'appétit cesse, le dégoût survient pour toute espèce d'aliments qui ne seraient pas acides, la langue devient sèche et presque toujours chargée d'un enduit blanchâtre mais rouge sur ses bords et surtout à la pointe ; la pression sur la région épigastrique est quelquefois douloureuse ; la peau ne fournit plus aucune sécrétion et ne tarde pas à se décolorer ; le sommeil est peu profond, troublé par des rêves pénibles ; le malade perd son embonpoint ; il se développe chez lui des affections sympathiques plus ou moins graves. Si la maladie dont nous parlons a succédé à une gastro-entérite aiguë, cette série de phénomènes que nous venons d'énumérer se fait remarquer au moment où la fièvre, qui pendant un temps semblait marcher à la guérison, s'est tout à coup arrêtée dans sa marche pour se compliquer de ces différents symptômes ; déjà l'inflammation n'est plus bornée à l'estomac, celle des premiers intestins l'accompagne, bientôt elle s'étend par continuité de tissu jusqu'à celui du foie et donne lieu alors à ce qu'on appelle duodenohépatite, *obstruction du foie.*

Ici les symptômes que nous venons de tracer sont plus intenses ; le travail de la digestion est plus longtemps difficile, les selles sont rares, douloureuses ou quelquesfois liquides par intervalles, la matière stercorale se décolore et devient blanche ou prend au contraire une couleur plus foncée; le malade est tourmenté de vents et même de coliques ; la région du foie présente une tumeur plus ou moins volumineuse, mais occasionnant peu de douleurs.

Chez les femmes, les règles deviennent peu abondantes, plus irrégulières, se faisant attendre plusieurs jours ou devançant de quelques jours l'époque présumée de leur arrivée, elles se terminent souvent par des pertes blanches dont l'excrétion ne se fait pa sans donner lieu à des douleurs plus ou moins vives.

Parmi les sympathies les plus remarquables que développe un tel état de choses, le trouble des fonctions cérébrales occupe le premier rang : l'imagination se monte, il survient de la monomanie; le plus souvent les malades s'imaginent n'être propres à aucun travail, ils font des projets de toute espèce que cette première idée les empêche de réaliser; à les croire ils ne peuvent faire un pas; ils n'ont pas plus de confiance dans leurs forces morales, aucun travail intellectuel ne leur est possible ; ils sont bientôt dans une prostration complète, et cependant ils ne peuvent accuser aucune douleur vive, aucune souffrance qui annonce un grand désordre physique.

D'autres affections sympathiques sont encore la suite des maladies chroniques des voies digestives : des névralgies, des rhumatismes, des arthrites, nous en parlerons plus tard.

On se fait dans le monde une fausse idée des affections des voies digestives et de ce que jusqu'ici on a appelé *obstructions*, aussi m'importait-il de fixer l'attention du public et de la ramener sur cette maladie à la théorie vraiment physiologique.

Le traitement thermal a pour but de changer le mode d'excitation des surfaces irritées, de porter à la périphérie du corps l'action anormale concentrée sur les viscères de l'abdomen, et d'exciter différentes sécrétions. Dans ce cas, comme nous le disons ailleurs, on ménage la température des bains, la puissance minéralisatrice, si je puis m'exprimer ainsi, des substances suspendues dans l'eau, et l'on passe par gradation des boissons minérales les moins actives à celles qui le sont davantage, en les appropriant toujours au tempérament et au plus ou moins d'irritabilité des malades.

Cette médication sera favorisée par un régime diététique léger, l'air vif des montagnes, l'exercice, l'usage de l'excellent lait que l'on se procure à Châteauneuf, et la soustraction aux causes qui ailleurs avaient agi sur le moral.

OBSERVATION Iʳᵉ.

Madame B..., de Moulins, âgée de 34 ans, avait eu pendant quatre ans une fièvre intermittente affectant tous les types, et avait fait usage pendant longtemps, pour la combattre, de sulfate de quinine à très-haute dose. A l'usage de cette substance, Madame B... attribuait les symptômes suivants que présentait son état à son arrivée à Châteauneuf : douleur à la pression sur la région épigastrique, tuméfaction du ventre, essoufflement après avoir mangé, présence d'une quantité appréciable de liquide dans l'abdomen, selles rares et pénibles. Madame B... prit 20 bains à 26° (1), usa en boisson de l'eau du Petit-Moulin, fut soumise à un régime adoucissant, et quitta Châteauneuf après quinze jours de séjour, se portant beaucoup mieux.

OBSERVATION II.

Fillol, Simon, chaufournier à Ebreuil, se livrant depuis longues années à l'usage immodéré des boissons spiritueuses, se plaignant depuis six ou sept ans de douleurs épigastriques et vomissant tous ses aliments solides ou liquides, plus ou moins longtemps, quelquefois deux jours après leur ingestion, arriva à Châteauneuf dans un état d'émaciation complète; face pâle, crispée; région épigastrique tendue, rénitente; ventre ballonné mais ne présentant aucune tumeur circonscrite. Il fut mis à l'usage intérieur de l'eau gazeuse froide du Petit-Moulin, et prit quelques bains froids à 26°, il mena du reste à Châteauneuf une vie peu sobre et se retira sans avoir éprouvé beaucoup de soulagement; mais peu de temps après qu'il eut cessé son traitement thermal, il reconnut qu'il digérait mieux et qu'il pouvait manger sans vomir. Les vomissements, m'écrit son médecin ordinaire, ont com-

---

(1) Je distingue ici les piscines par leur température, parce qu'elle est leur caractere différentiel le plus facilement appréciable. La température étant d'ailleurs en rapport presque constant avec la puissance d'excitation que tirent les eaux de leur composition chimique.

plétement cessé, il a bonne mine, a acquis de l'embonpoint, et paraît jouir d'une bonne santé.

OBSERVATION III.

La sœur..... religieuse de Montaigut, avait eu, cinq ans avant son séjour à Châteauneuf, une fièvre intermittente tierce, qui, supprimée plusieurs fois, avait eu en tout cinq mois de durée; depuis elle avait conservé des douleurs de tête violentes et continuelles, accompagnant une digestion irrégulièrement bonne; très-peu de sommeil. Cette dame avait, de son propre mouvement, voulu dès le début de son traitement faire usage du bain à 29 degrés; elle éprouva bientôt une exacerbation des accidents qui l'avaient conduite à Châteauneuf, la peau devint brûlante et sèche, la céphalalgie augmenta. Mais je conseillai quelques bairs à une température plus basse, qui firent bientôt cesser ces accidents, et la malade partit après dix-huit jours de traitement dans une position sanitaire satisfaisante.

OBSERVATION IV.

Madame F....., âgée de 50 ans, habitant une petite commune du département de l'Allier, portait depuis six mois une gastro-entérite qui, aiguë dans le principe, était devenue chronique; elle avait épuisé toutes les ressources que peut fournir en pareil cas un traitement antiphlogistique bien entendu; avait eu recours à tous les charlatans dont les conseils pouvaient être à sa portée, et arriva à Châteauneuf dans un état voisin du marasme. Assez d'appétence pour les aliments mais ne pouvant en prendre la moindre quantité sans éprouver des coliques, de la tension du ventre, de l'oppression et la constipation la plus opiniâtre; langue sèche, blanche, légèrement rouge à la pointe, soif, sensibilité à la pression sur la partie antérieure du ventre, peau très-sèche, et dont on n'avait jamais pu obtenir la moindre transpiration; du reste, les muscles avaient conservé toute l'activité qu'on pouvait attendre de leur état de maigreur et presque d'atrophie, nuls symptômes cérébraux, seulement de l'aigreur dans le caractère, une grande propension à la colère.

Madame F... n'étant pas d'un tempérament qui annonçât un

système nerveux prédominant, fut de suite mise au bain à 29°
dont elle fit usage pendant 18 jours; à l'intérieur elle prit l'eau
du Petit-Moulin , puis de la Pyramide.

Pendant les dix premiers jours elle n'éprouva qu'un mieux
presque insensible, les huit derniers l'amélioration fut plus remarquable, et obligée par ses affaires de quitter Châteauneuf, elle
se promit d'y venir passer une seconde saison. Rentrée chez elle,
elle s'aperçut bien mieux encore de l'amélioration de sa santé ; à
son retour à Châteauneuf nous la vîmes dans l'état suivant : la
maigreur était moindre , l'appétit s'était soutenu , les aliments,
pris en petite quantité encore , passaient assez bien , les selles
étaient régulières , les muscles devenus plus forts permettaient à
madame F... de prendre beaucoup d'exercice, la soif était moindre et la fonction perspiratrice de la peau s'était rétablie. A cette
époque, la température atmosphérique étant très-élevée , je pen-
sai que nous devions donner la préférence au bain à 26° et j'eus
lieu de m'en applaudir, car, dès ce moment, madame F... mar-
cha rapidement vers la santé, et aujourd'hui l'embonpoint que
cette dame a acquis la rend méconnaissable à ceux qui ne l'ont
vue qu'à l'époque de ses bains.

OBSERVATION V.

Madame F..., d'une constitution nerveuse, atteinte depuis
20 ans de gastrite chronique qui avait en partie cédé à l'usage
des eaux de Vichy, voyait se reproduire les symptômes de cette
affection sous l'influence des causes morales les plus légères; toutefois, pendant quinze ans son état fut supportable ; depuis cinq
ans environ, les accidents s'étaient montrés avec une nouvelle
intensité ; madame F.... éprouvait de la pesanteur après l'ingestion des aliments, quelquefois des vomissements, une douleur
sympathique dans le milieu de la région épigastrique et une céphalalgie insupportable. Par l'usage d'un traitement antiphlogistique, l'état de madame F.... éprouva une légère amélioration, un séjour de quelques semaines à Châteauneuf où elle but
l'eau de la Pyramide et prit les bains à 28° , rendit sa santé
aussi bonne qu'elle l'avait jamais été, malgré de fréquents écarts
de régime.

OBSERVATION VI.

M. L...., de Gannat, est en proie depuis trois ans à une gastrite chronique, sous l'influence de laquelle il s'est développé
une affection rhumatismale ambulante qui a successivement par-
couru tous les membres. Migraines fréquentes, l'appétit s'est conservé bon, mais les digestions sont pénibles. M. L..... s'est mis
à l'usage du bain à 26°, porté bientôt à 29°; et, après quinze
jours de traitement, les principaux accidents ont cessé, les migraines sont devenues rares et les douleurs rhumatismales ont
disparu, cette amélioration a persisté après la saison des eaux.

OBSERVATION VII.

Madame C..., âgée de 30 ans, a été il y a trois ans sous l'empire d'une gastro-entérite chronique dont les principaux symptômes n'existent plus, mais ont été remplacés par ceux d'une
irritation chronique du foie et de l'intestin grêle, digestions len-
tes, incomplètes, déjections stercorales décolorées, teint pâle,
sommeil souvent pénible, enfin tumeur prononcée et dure dans
la région du foie. Madame C.... prend les bains à 25°, fait usage
en boisson de l'eau du Petit-Rocher, et tous les jours reçoit, sur
la tumeur hépatique, une douche dont la chute est assez modérée
pour que l'irritation qu'elle doit déterminer sur le point de la
peau correspondant à la tumeur, ne se propage pas à la tumeur
elle-même. Madame C.... fait usage de ce traitement pendant
quinze jours; et, quoique la saison ne soit pas favorable, quoique
la malade soit fréquemment exposée aux inconvénients d'un temps
pluvieux, la maladie n'en a pas moins marché vers la guérison, et
la tumeur avait singulièrement perdu de son volume au départ de
madame C....

OBSERVATION VIII.

Madame B..., de Clermont, d'un tempérament très-nerveux,
grande, maigre et pâle, a eu une angine pour la guérison de laquelle il lui a été appliqué un vésicatoire au bras. Cette inflammation artificielle a développé chez elle une excitation nerveuse
qui a réagi sur la muqueuse gastro-intestinale, et madame B....

est, en arrivant à Châteauneuf, dans l'état suivant : Les forces musculaires nulles, les digestions extrêmement longues, elle ne peut manger qu'une très-petite quantité de panade qu'elle digère avec beaucoup de peine, céphalalgie continuelle, le ventre souple n'est douloureux que pendant la digestion, il n'y a pas eu de règles depuis huit mois.

Madame B... est mise au bain à 26°, et bientôt son état s'améliore sensiblement, je l'engage à ne prendre aucune eau en boisson ; ayant un jour voulu en faire l'essai malgré mon avis, elle eut une légère exacerbation ; du reste, les digestions devinrent plus faciles, et il fallut bientôt augmenter la quantité d'aliments qu'elle digérait assez bien au moment de son départ.

OBSERVATION IX.

Madame D..., de Riom, malade depuis longtemps, avait fait usage l'année précédente des eaux de Saint-Nectaire, et arriva à Châteauneuf dans l'état suivant : teint pâle, habitude du corps maigre, peu ou point d'appétit, digestions pénibles, soit qu'elle gardât le repos, soit qu'elle essayât un peu d'exercice, puissance musculaire très-faible, aucun désir de la mettre à l'épreuve, fort mal réglée, pertes blanches ; la langue était large et décolorée. Je conseillai les bains à 26°, l'eau du Petit-Moulin en boisson, puis le bain à 28°, l'eau du Petit-Rocher, quelques courtes promenades que l'on rendit ensuite assez prolongées. Bientôt madame D.... qui pouvait à peine marcher sur les boulevards de Riom, et dont les jambes fléchissaient à chaque pas, était de toutes les promenades et gravissait nos rochers comme si elle n'eût jamais été malade.

OBSERVATION X.

M.... de Riom, avait eu, deux années avant son voyage à nos eaux, une gastro-entérite aiguë, devenue plus grave sous l'influence d'affections morales vives ; cette maladie et une profonde contention d'esprit furent la cause prédisposante d'une congestion cérébrale, et le malade en arrivant à Châteauneuf présentait, outre les symptômes d'une irritation gastro-intestinale chronique, une monomanie d'inaptitude au travail, se croyant privé de l'action de ses facultés physiques et intellectuelles, état résultant, disait M. le docteur Deval, son médecin, d'une innervation vicieuse.

M... subit à peu près le même traitement que la malade qui fait le sujet de l'observation précédente, dont l'état, comme on peut le voir, avait beaucoup d'analogie avec le sien. Bains à 26°, eau du Petit-Moulin, puis du Chambon, exercice modéré, usage du lait. M..., après avoir subi un traitement de vingt et quelques jours, désira, après quelque temps de séjour à Riom, revenir à Châteauneuf, et fit ce trajet à pieds, ce qui donne la mesure des avantages que lui avait procurés la médication thermale.

OBSERVATION XI.

Marie Vivier, de Chantelle, âgée de 36 ans, d'un tempérament bilieux sanguin, d'une constitution faible, était depuis longtemps sous l'influence d'une gastro-entérite devenue chronique; mais depuis quatre mois cette affection avait pris un caractère plus aigu et présentait des accès irréguliers d'intermittence. Il s'était manifesté consécutivement chez elle une affection rhumatismale musculaire, qui l'avait engagée avant mon arrivée à l'établissement, à se plonger dans la piscine la plus chaude. Bientôt les accidents fébriles avaient été exaspérés, et il était survenu des symptômes d'irritation intestinale sur-aiguë; à la vérité, les douleurs aux membres avaient été diminuées. Arrivé sur ces entrefaites, je lui interdis les bains minéraux; j'eus recours à des applications de sangsues sur le ventre, à la tisane d'orge gommée, à quelques potions gommeuses légèrement anodines, et à une diète sévère. Les symptômes s'amendèrent du côté des viscères abdominaux, mais le rhumatisme sembla se ranimer sur les muscles de la partie antérieure de la poitrine. Cette malade désira partir, et je ne fis aucune tentative pour l'en empêcher.

Il est toujours dangereux d'exciter trop-fortement la peau lorsqu'il s'agit de combattre une irritation de la muqueuse des voies digestives, lors même que les symptômes les plus saillants appartiendraient à une affection musculaire. Il est mieux dans ce cas de chercher à guérir séparément l'inflammation viscérale, et celle-ci détruite, on se rend bien plus aisément maître de la maladie consécutive, si même elle ne cède pas au traitement de la première.

Dans le choix des observations qu'on vient de lire, je me suis attaché à donner toutes les formes sous lesquelles se reproduit l'affection dont nous nous occupons, j'aurais pu multiplier les exemples, j'ai jugé ce travail inutile.

CATARRHE PULMONAIRE CHRONIQUE.

Tout le monde connaît le catarrhe-pulmonaire, on sait que ce mot est synonyme du rhume de poitrine; mais lorsqu'il existe depuis longtemps et avec une certaine intensité, il peut devenir inquiétant et simuler une maladie de poitrine beaucoup plus grave (la phthisie pulmonaire), dont on ne le distingue qu'en oscultant la poitrine avec soin, ce qui ne peut être fait que par un homme de l'art. Un assez grand nombre de ces catarrhes pulmonaires a été traité à Châteauneuf avec un égal succès. J'en citerai seulement deux observations.

OBSERVATION XII.

Martel, âgé de 20 ans, était venu voir son père en traitement à Châteauneuf pour une affection rhumatismale. Ce jeune homme, dont la croissance avait été très-rapide, était grêle, maigre et pâle, tourmenté depuis quelque temps par une toux continuelle, expectorant beaucoup, souffrant même entre les épaules; il lui avait été mis un cautère au bras. A l'exploration de sa poitrine, je ne trouvai rien qui indiquât la présence de tubercules ni celle de cavernes, la respiration s'entendait à peu près également partout. Mais on reconnaissait un râle muqueux occasionné par la présence du mucus dans les bronches et leurs ramifications. J'engageai ce jeune homme à rester à Châteauneuf dans le double but de tenir compagnie à son père que l'ennui avait gagné, et de faire lui-même un traitement à son affection pulmonaire. Il but dès lors l'eau de la Grande-Fontaine, d'abord à la dose de deux verres par jour, puis de trois, puis de quatre. Les premiers furent coupés avec du lait, ensuite l'eau fut bue tout à fait pure. Je ne lui conseillai aucun bain. Au quatrième jour du traitement, l'expectoration fut sensiblement diminuée, l'oppression était moindre, mais la douleur entre les épaules persista, elle existait encore à la fin de sa saison, quoique la toux et l'expectoration eussent disparu ; j'ai revu plusieurs fois ce jeune malade , il n'éprouve plus de traces des symptômes de sa maladie.

OBSERVATION XIII.

M..., se faisant traiter à Châteauneuf pour une affection rhumatismale, y recevait les soins d'une bonne, sur la santé de laquelle il éprouvait de vives inquiétudes. Cette jeune fille qui avait joui jusque-là d'une excellente santé , éprouvait depuis plusieurs mois les accès d'une toux fatigante, crachant beaucoup, oppressée à la moindre montée, mal réglée, devenue depuis quelque temps pâle et maigre, aucune douleur dans la poitrine : cette cavité, explorée avec soin, ne présentait les traces d'aucune altération grave.

Je la mis aussi à l'usage de l'eau de la Grande-Fontaine, et elle vit, en peu de temps diminuer, puis entièrement disparaître, sa toux et l'expectoration qui la suivait ordinairement. Je n'ai plus revu cette jeune fille.

CHLOROSE.

Décóloration de la peau , pâleur qui se remarque particulièrement à la face; elle coïncide souvent avec une maladie des voies digestives et est ordinairement le résultat de la manière anormale dont s'accomplit la menstruation, fonction si importante, *sans laquelle la beauté ne naît pas ou s'efface , l'ordre des mouvements vitaux s'altère , l'âme tombe dans la langueur et le corps dans le dépérissement* (Roussèle : *système physique et moral de la femme*).

Chez ces malades, la fraîcheur disparaît presque tout à coup , la face devient pâle , jaune , bouffie, les lèvres deviennent blanches et les paupières livides, l'appétit diminue, les aliments n'inspirent que le dégoût, horreur pour le moindre exercice , pour la moindre occupation , goût très-prononcé pour la solitude; les règles diminuent de quantité, deviennent irrégulières dans les époques de leur apparition et enfin disparaissent complétement. Chez de plus jeunes filles cet état précède la première irruption des règles qui sont alors beaucoup retardées.

Tels sont les symptômes les plus constants, ils s'accompagnent de phénomènes qui varient à l'infini.

Le traitement thermal a encore ici pour but de modifier l'action vicieuse d'un organe important (l'utérus.) Peut-être plus empirique que rationnel, il n'en est pas moins sûr.

Je ne rapporterai qu'une observation avec quelques détails.

Observation XIV.

En 1828, au mois d'août, Mlle ***, âgée de seize ans, sortit de pension pour passer le temps des vacances dans sa famille; elle avait joui de la meilleure santé jusqu'à l'âge de quatorze ans, époque où la menstruation fut précédée chez elle de phénomènes assez extraordinaires pour qu'il me paraisse intéressant de les relater ici.

Tous les matins, à six heures, Mlle *** se trouvait dans un état de vrai somnambulisme duquel il était impossible de la tirer. A cette heure on la voyait se soulever sur son lit, imprimer à sa main droite les mouvements qu'exécute une personne qui écrit, plier un coin de son drap comme une feuille de papier, faire le simulacre de cacheter une lettre et d'y mettre la suscription.

Une autre fois elle promenait ses deux mains comme sur le clavier d'un piano.

Dans cet état elle reconnaissait au toucher la main des personnes qui lui étaient chères; mais de quelque manière qu'on lui parlât, qu'on la touchât, qu'on la pinçât même, il était impossible de l'éveiller, et cet état durait deux heures.

Témoin de ces différentes scènes, j'ai dû chercher à m'assurer que je n'étais pas le jouet d'une illusion ou la dupe d'un stratagème, ce dont je fus garanti par le caractère bien connu de la jeune personne et des parents dont elle était entourée.

Un médecin, pour combattre la périodicité de ces phénomènes, lui avait fait prendre le sulfate de quinine qui n'avait produit aucun effet. Le séjour à la campagne, la cessation des travaux qui avaient exigé une contention d'esprit soutenue, mirent fin à ces accidents et les règles parurent mais ne furent jamais abondantes.

Aux premiers jours du mois de septembre 1828 survint un nouveau dérangement menstruel; il se développa bientôt une irritation gastrique aiguë, qui céda en grande partie aux moyens antiphlogistiques appropriés, mais fut remplacée par de violentes palpitations de cœur, sans aucun signe d'hypertrophie de cet or-

ganc. Des sangsues appliquées à la région précordiale, des pédi-
luves et les frictions de poudre de digitale les firent cesser bientôt. Survint ensuite une violente névralgie faciale intermittente;
j'administrai quelques doses de sulfate de quinine et cette nouvelle complication disparut à son tour, mais les règles ne revinrent pas; l'appétit resta nul, la face décolorée, la faiblesse
extrême; enfin, tout le cortége des symptômes chlorotiques tel
que nous l'avons représenté ci-dessus.

A l'approche de l'été suivant, il se manifesta une douleur des
muscles de la partie antérieure et externe d'une jambe; on donna
alors à notre jeune malade le conseil de faire usage des eaux de
Châteauneuf, qui ne trompèrent pas son attente. Elle usa du
bain à 28 et 29°, prenait chaque jour, pour la jambe malade, un
bain partiel à 30°, une douche chaude sur le membre, et en boisson l'eau du Petit-Rocher.

L'appétit se montra meilleur, les forces revinrent peu à peu,
les menstrues reparurent et se régularisèrent, une seconde saison
rendit la guérison parfaite. Mlle *** s'est mariée, est devenue mère,
et jouit d'une bonne santé.

Il est digne de remarquer que tous les traitements qu'on a fait
subir à la malade qui fait le sujet de cette observation, n'aient abouti
qu'à la débarrasser de quelques symptômes accidentels et secon-
daires, mais que les eaux minérales seules aient ramené la menstruation à son état normal, condition indispensable de la santé.

LE RACHITISME.

Maladie des os et particulièrement de la colonne vertébrale.

Cette affection est toujours le résultat de la prédominance du
système lymphatique, aussi voit-on constamment les enfants qui
en sont atteints pâles, grêles, ayant des muscles peu développés,
la peau flasque, transpirant facilement dès qu'ils se livrent au
moindre exercice; chez eux la nutrition s'opère mal, la digestion est souvent interrompue par de la diarrhée, enfin il y a courbure anormale de la colonne vertébrale.

La médication thermale a ici pour effet de rendre plus active
la circulation rouge, de diminuer par là la puissance du système

lymphatique et la création de produits d'animalisation qui sont le résultat de cette puissance, tels que le liquide gélatineux et sanieux dont est gorgé le tissu des os.

Observation XV.

Le petit ** âgé de deux ans et demi, teint brun et pâle, arriva à Châteauneuf en 1832 avec une courbure assez prononcée à la colonne vertébrale qui présentait à sa partie postérieure une saillie correspondant à la deuxième vertèbre lombaire. Nous donnâmes à cet enfant le bain à 29°, nous fîmes tomber sur la tumeur la douche de ce bain d'abord pendant 5 minutes, puis 10, puis 15; enfin, nous employâmes de la même manière la douche du Bain-Chaud. Nous eûmes bientôt lieu de remarquer que ce jeune enfant acquérait de la force, et que son état général s'améliorait. Il est inutile de dire que nous accompagnâmes ce traitement d'autant d'insolation qu'il fut possible, et d'une alimentation suffisamment tonique.

L'année suivante (1833) le jeune ** fut ramené à Châteauneuf, et sa santé continua de s'y améliorer. A son départ, la colonne était à peu de chose près redressée, et la constitution de cet enfant paraissait entièrement changée.

NÉVRALGIE.

Douleur vive, déchirante, accompagnée d'élancements, se manifestant dans le trajet d'un nerf ; cette maladie est souvent intermittente, elle a le plus fréquemment pour siége le nerf sciatique ou les nerfs qui se distribuent à la face.

Par le traitement thermal on se propose d'étendre l'action nerveuse, de la mettre en jeu sur une grande surface (la peau).

L'affection qui fait le sujet de cet article étant souvent une complication d'une irritation intestinale ou la suite d'une maladie de ce genre, on ne peut dans ce cas, sous peine de raviver l'inflammation de la membrane muqueuse, exciter trop fortement la peau, on ne doit arriver que graduellement à un haut degré d'excitation révulsive.

_— 43 —_

Observation XVI.

M. P. D. d'un tempérament nerveux, d'une assez bonne constitution quoique maigre, a ressenti il y a quelques années les atteintes d'une névralgie sciatique du côté gauche ; cette affection
a pris bientôt la forme intermittente, et a disparu sous l'influence
du sulfate de quinine après qu'on eut vainement employé le traitement indiqué par Cotugno. Cependant, comme aux moindres
variations atmosphériques, il éprouvait de nouvelles douleurs, je
l'engageai à passer une saison à Châteauneuf ; cet état de faiblesse et d'endolorissement du membre malade fut détruit par
l'usage des bains et des douches, mais l'année suivante de nouvelles douleurs se montrèrent, et il fallut une nouvelle saison
pour les enlever encore. Cette fois, dans le but de faire cesser
une céphalalgie à laquelle il était sujet, il reçut la douche chaude
sur la tête, et soit qu'il n'ait pas pris toutes les précautions convenables pour soustraire sa tête encore humide à l'impression du
froid, soit qu'il eût conservé une disposition particulière à contracter des douleurs nerveuses, peu de temps après son retour
dans ses foyers il fut saisi d'une violente névralgie faciale intermittente qu'il attribua à la douche prise imprudemment sur le
cuir chevelu, mais qui céda encore à l'emploi du sulfate de quinine après l'essai infructueux d'autres médicaments, tels que le
cyanure de potasse et la thérébentine.

Jusqu'à la saison suivante **M. D...** eut de fréquents retours de
sa névralgie soit à la face, soit à la cuisse, mais depuis il a tous
les ans fait usage des eaux, et ses douleurs névralgiques ont à peu
près disparu.

Observation XVII.

Mme G... de Riom, tempérament sanguin, constitution assez
forte, souffrait depuis six mois d'une névralgie sciatique dont le
cours fut momentanément interrompu par l'arrivée d'une inflammation intestinale intense, celle-ci fut combattue par de nombreuses applications de sangsues et des bains émollients, la névralgie persista après la diminution de l'irritation muqueuse ; elle
en souffrait encore à son arrivée aux bains. Je craignis de l'exposer au retour de l'entérite, et je l'engageai à se contenter du

bain à 28° et de quelques douches de cette température. Ce qui restait de douleurs disparut, et l'année suivante Mme G... qui n'avait plus ressenti que de légères atteintes de son mal vint à Châteauneuf accompagner son mari affecté d'une maladie beaucoup plus grave.

Observation XVIII.

Armand Jacques, âgé de 37 ans, d'une constitution robuste, employé à l'octroi de Riom, reçut, il y a huit ans, un coup de couteau dans la partie postérieure de la cuisse ; par suite de cette blessure, il fut contraint de faire usage des eaux du Mont-Dore. Six mois avant son voyage à Châteauneuf, il avait éprouvé une douleur aiguë des muscles sacro-lombaire et long-dorsal, et quatre mois après l'apparition de cette douleur musculaire, il en était survenu une nouvelle dans le trajet du nerf fémoro-poplité, de laquelle il résultait une impossibilité de rester assis sans qu'elle fût augmentée ou que le malade ressentît un fourmillement très-incommode sous la plante des pieds. (Bains chauds, douches chaudes.)

Ce malade, comme un grand nombre de ceux qui font usage des bains à une température élevée, éprouva dès le début de son traitement une exaspération à ses douleurs, mais celles-ci ne tardèrent pas à diminuer, et cet homme eût été parfaitement guéri s'il n'eût fait de fréquents écarts de régime.

Observation XIX.

Anne R..., de St.-Jacques, âgée de 18 ans, avait depuis deux ans une névralgie sciatique, elle avait pris l'année précédente trente-six bains et autant de douches ; en 1832, vingt-quatre bains et quinze douches ont été nécessaires pour éteindre entièrement cette maladie.

PARALYSIE.

Perte totale ou incomplète du sentiment ou du mouvement, quelquefois de l'un et de l'autre, résultat ordinaire d'une lésion des centres nerveux (*le cerveau, la moëlle épinière*), d'une inflammation, d'une compression suite d'un épanchement, d'une alteration organique de ces parties. Elle a lieu quelquefois par une cause qui agit immédiatement sur le membre privé du mouvement, telle est l'action de certains métaux sur les appareils nerveux.

Un des malades qui ont été le plus remarqués pendant la saison de 1832, est celui-ci :

OBSERVATION XX.

Roche, Jean-Baptiste, gendarme à Bâville, canton de Croq (Creuse), après avoir eu une transpiration supprimée, avait été atteint de paralysie des muscles de la partie antérieure des deux jambes; les pieds privés de l'action des muscles extenseurs, cédaient à la contraction des fléchisseurs et étaient portés en bas lorsque les jambes étaient élevées, ce qui rendait la progression impossible.

Ce malade fut mis de suite à l'usage du Bain-Chaud et reçut la douche chaude deux fois par jour; il fallut le porter aux bains les huit premiers jours, et l'entrer à bras dans la piscine; bientôt il put marcher en s'aidant de béquilles, et à son départ il se passait de tous secours étrangers.

OBSERVATION XXI.

M. D..., de Gannat, ancien militaire, faisait depuis longtemps abus de liqueurs spiritueuses, et depuis quelque temps éprouvait de fréquentes coliques qui ne le déterminèrent pas à modifier son genre de vie. Dans les derniers jours d'août 1833, à la suite d'une de ces coliques qui étaient devenues presqu'habituelles pour lui, il se trouva tout d'un coup paralysé des deux membres thoraciques et des extrémités inférieures. La vie d'assimilation se conserva intacte, l'appétit persista, le sommeil était bon, l'intelligence resta la même, mais il y eut impossibilité complète de faire exécuter le moindre mouvement à aucun de ses membres, et il fut porté dans cet état à Châteauneuf, le 15 septembre 1833.

Je le disposai par quelques bains tempérés à l'action des douches et bains chauds, et le quatrième jour de son arrivée, il commença à faire usage de nos moyens les plus actifs, sa constitution puissante et peu nerveuse permettant que l'on s'écartât en sa faveur des règles ordinaires, au septième jour de son traitement il put marcher dans sa chambre, soutenu par deux bras ; bientôt la faculté de se mouvoir fut aussi rendue à ses deux mains , et à la fin de son séjour à Châteauneuf, quoiqu'il eût été contrarié par un temps pluvieux et froid , il marchait, avec peine à la vérité , et pouvait porter les aliments à sa bouche. Sa santé s'est encore fortifiée après son retour dans ses foyers, et la saison de 1834 a terminé une guérison commencée sous de si heureux auspices.

Observation XXII.

M. G..., de Riom, avait eu , dix mois avant son voyage à Châteauneuf, une gastro-entérite aiguë avec douleurs intestinales , fièvre continue', et pendant le cours de laquelle il survint une paraplégie incomplète, c'est-à-dire, que les membres supérieurs conservèrent leur sensibilité et la faculté d'exécuter quelques mouvements bornés à une demi-élévation du bras et une légère flexion de l'avant-bras, mais impossibilité de fléchir les doigts ; les membres inférieurs ont aussi beaucoup perdu de leur vigueur.

M. G... fut mis à l'usage du bain à 29°, puis à celui du bain chaud , il reçut la douche de ces bains sur la colonne vértébrale et sur le trajet des principaux nerfs des membres.

Dès le sixième jour, il put, en s'aidant de ses deux mains, enlever son chapeau de dessus sa tête, ce qu'il put faire d'une seule main au dixième jour de son traitement ; à la fin de la saison il faisait un assez long trajet à pieds.

Observation XXIII.

M. G..., aussi de Riom , avait eu , en 1830, une affection cérébro-spinale, un commencement d'hémiplégie (le côté droit). Une médication rationnelle avait été suivie d'un succès marqué mais incomplet ; et la guérison fut terminée par les bains et les douches de Châteauneuf, moyens que M. G... a employés depuis tous les ans comme prophilactiques.

Observation XXIV.

La veuve F..., âgée de 62 ans, d'un tempérament nerveux ,

sanguin , d'une constitution qui fut forte mais épuisée , avait eu, quinze mois avant de venir à Châteauneuf pour la deuxième fois, une attaque d'apoplexie de laquelle était résultée une hémiplégie du côté droit, avait fait usage pendant la saison qui avait suivi son accident, des bains chauds qu'elle avait pris au nombre de 35. Depuis il lui était resté une excessive faiblesse du membre thoracique du côté droit et de l'extrémité pelvienne du même côté ; elle employa la deuxième année les douches et bains chauds , et partit de Châteauneuf dans un état satisfaisant.

RHUMATISME MUSCULAIRE.

Douleur plus ou moins vive , plus ou moins aiguë, plus ou moins persistante , occupant un ou plusieurs muscles ; elle survient ordinairement après une transpiration supprimée, un séjour dans un lieu humide, après qu'on s'est exposé à un courant d'air froid, surtout si dans le moment on était en transpiration ou seulement échauffé par un exercice violent. Elle survient encore par suite d'un effort musculaire, elle occupe alors le muscle ou le faisceau de muscles qui ont le plus participé à l'acte qui a déterminé cet effort, elle passe souvent d'un muscle à un autre et prend alors la dénomination de rhumatisme ambulant ; à l'état aigu elle est accompagnée de fièvre, et quelquefois sympathique d'une affection gastrique, le traitement du rhumatisme doit toujours être modifié par cette considération.

Je ne rapporterai pas pour cette maladie d'observations détaillées , il en a été traité à Châteauneuf un très-grand nombre pendant les années 1832 et 1833 , et presque toutes avec le plus grand succès ; elles ne différaient entre elles que par le siége qu'elles occupaient et le temps de leur durée ; je me contenterai donc d'en indiquer quelques-unes.

OBSERVATION XXV.

Martel Gilbert avait , depuis dix-huit mois, une douleur persistante occupant le faisceau musculaire sacro-lombaire et long-dorsal. Aux premiers bains il vit augmenter cette douleur au point de craindre que cette médication lui fût contraire. Sa persévérance fut cependant couronnée de succès, il prit 10 bains et 10 douches à 29°, 15 bains et 15 douches à 30°, et n'éprouvait plus aucune douleur à son départ.

OBSERVATION XXVI.

R... J.., de Saint-Bonnet, près de Riom, avait depuis six mois un rhumatisme (lombago), je le mis aux bains chauds dont il prit deux par jour plus une douche. L'amélioration ne se fit pas longtemps attendre.

OBSERVATION XXVII.

Saby, de Charbonnières-les-Vieilles, porteur d'une affection rhumatismale des muscles des jambes et des pieds, avait aussi de fortes crampes à ces parties. Bains et douches à 29° puis à 30°; les douleurs musculaires ont cessé, mais les crampes ont persisté.

OBSERVATION XXVIII.

Giraud Couhade, de Saint-Beauzire, âgé de 55 ans, avait depuis six mois un rhumatisme (lombago) qui avait d'abord existé à l'état aigu, était passé ensuite à l'état chronique, avait été traité par des applications de sangsues et des topiques émollients. Il subit à Châteauneuf le même traitement que ceux qui font le sujet des observations précédentes.

Cet homme, qui depuis six mois était courbé par la souffrance, la partie supérieure de son corps faisant angle avec l'inférieure, se retira complétement redressé et n'éprouvant plus aucune douleur.

OBSERVATION XXIX.

Jacques R..., âgé de 50 ans, tempérament sanguin, atteint depuis deux ans de douleurs rhumatismales ayant pour siége les muscles des lombes et dont il souffrait presque continuellement, avait aussi une douleur de l'articulation tybio-fémorale gauche. Il avait pris de son propre mouvement, dès le début de son traitement, des bains très-chauds qui avaient fortement aggravé son état; je l'engageai à revenir à une médication plus tempérée et à finir par où il avait commencé. Les douleurs ne tardèrent pas à s'amender, et il n'en éprouvait aucune lorsqu'il partit.

ARTHRITE OU RHUMATISME ARTICULAIRE.

On a encore donné le nom de rhumatisme à une maladie qui est évidemment le résultat d'une inflammation des tissus fibreux, des ligaments et capsules articulaires, qui se reconnaît à une forte douleur ayant son siége dans une articulation, augmentant à chaque mouvement qu'exécute cette articulation, s'accompagnant bientôt de gonflement sans rougeur à la peau.

Comme le rhumatisme musculaire, celui-ci passe facilement d'un siége à un autre; il n'est pas rare de le voir parcourir toutes les articulations dont les mouvements sont un peu étendus. On ne peut lui opposer les eaux thermales que lorsqu'il est à l'état chronique.

OBSERVATION XXX.

E. B..., âgée de 25 ans, malade depuis quatre mois, atteinte de douleurs violentes qui avaient eu primitivement leur siége dans les articulations phalangiennes de la main droite, pour envahir ensuite toutes les articulations des membres supérieurs, puis étaient passées aux inférieurs mais sans abandonner les premières articulations frappées, arriva à Châteauneuf entièrement privée de la faculté de se mouvoir, aucune de ses articulations ne pouvait exécuter le moindre mouvement.

Elle fut mise à l'usage du bain à 29° et des douches de ce bain pendant dix jours, puis aux bains chauds et douches chaudes. Bientôt cette jeune fille qui intéressait par l'état déplorable de douleur et d'indigence auquel elle était réduite, fut remarquée avec un étonnement accompagné de bienveillance de la part de tous les baigneurs, lorsqu'elle put marcher à l'aide de béquilles et se livrer à quelques travaux.

OBSERVATION XXXI.

G. J..., âgé de 18 ans, avait eu, six semaines avant son arrivée, une affection rhumatismale aiguë des articulations tibiotarsiennes et principalement la droite. Bientôt les genoux avaient été envahis par la même affection. Les douleurs et la tuméfaction de ces articulations avaient été heureusement modifiés par une saignée générale et l'emploi de l'émétique à haute dose ; ce médicament ayant été abandonné trop tôt, les douleurs s'étaient renouvelées. Elles ont entièrement cessé à Châteauneuf après l'emploi de 25 bains et 22 douches.

Observation XXXII.

Il y a cinq ans, M. le curé de Ch., petite ville du Bourbonnais, fut atteint d'arthrite aiguë qui, ayant d'abord attaqué un genou, parcourut rapidement toutes les articulations, passant à un siége nouveau avant d'abandonner le premier. Plusieurs évacuations sanguines et la potion de Rasori (*émétique à haute dose*), rendirent ses douleurs un peu moins vives ; l'usage des bains de Châteauneuf les fit disparaître entièrement, ainsi que le gonflement et la gêne des mouvements articulaires qui avaient persisté. Il fut mis aux bains et douches d'abord à 29° puis à 30°.

Observation XXXIII.

Schmit, militaire, avait été opéré depuis deux ans et demi d'une hydrocèle du côté gauche, maladie qu'il avait portée pendant plusieurs années.

Peu de temps après l'opération, il lui était survenu, sans cause connue, une forte douleur de l'articulation tibio-tarsienne du côté droit, puis du genou du même côté. Il avait été envoyé primitivement à Bourbonne-les-Bains, d'où les craintes du choléra-morbus le contraignirent de partir après avoir pris six bains.

A Châteauneuf, il fut mis aux bains chauds et reçut les douches de ce bain sur les articulations malades. Ce traitement qu'il subit pendant dix-huit jours le délivra de ses douleurs.

Observation XXXIV.

Un jardinier de Riom vint à Châteauneuf avec une affection rhumatismale articulaire qui avait été aiguë mais qui, depuis très-peu de temps, était passée à l'état chronique. Sans aucun conseil ou plutôt d'après des avis imprudents, il essaya de suite du bain chaud et de la douche chaude, bientôt son affection reprit toute son intensité et son caractère aigu, et il fallut recourir à la saignée et aux autres remèdes indiqués en pareil cas. Les douleurs devinrent supportables, il recommença son traitement d'une manière plus méthodique et s'en alla guéri. Il eut dans le cours de l'année quelques retours de ses douleurs, mais il fit avec un succès complet une nouvelle saison en 1833.

Observation XXXV.

Je dois rapporter ici l'observation la plus ancienne qui ait été recueillie à Châteauneuf, celle qui a été le fondement de la réputation de ces eaux. M. Chevarier, ancien propriétaire du château et d'une grande partie des eaux de cette commune, fut envoyé à Barrèges en 1798 pour y être traité d'une maladie qu'on désigna comme une luxation spontanée du fémur, mais que je me crois fondé à considérer comme une simple inflammation chronique de l'articulation coxo-fémorale. Quelque bien disposé que je sois à croire aux vertus des eaux, je ne leur reconnais pas la puissance de remédier à une luxation spontanée du fémur ; quoi qu'il en soit, M. Chevarier revint de Barrèges sans avoir éprouvé de soulagement. M. Colin, depuis inspecteur et mon prédécesseur dans cet emploi, l'engagea à user du remède qui était si bien à sa portée et qui, de plus, était sa propriété. M. Chevarier fit recouvrir la piscine la plus chaude avec des branches de genêt, fit construire un appareil qui dut servir de douches et employa ce double moyen avec un succès complet.

HYDARTHROSE.

Hydropisie des articulations, épanchement du liquide synovial dans la cavité de la membrane qui revêt les surfaces articulaires ; maladie ayant très-fréquemment son siége au genou, mais attaquant assez rarement les articulations. Elle résulte le plus souvent d'une chute, de l'action des corps étrangers sur une articulation ; elle peut aussi être occasionnée par une maladie de cause interne qui aurait son siége sur les surfaces articulaires et à laquelle participerait la synoviale qui les recouvre. .

Elle se reconnaît au gonflement de l'articulation , sans épaississement des parties molles , à la fluctuation qui se manifeste dans la totalité de l'articulation , fluctuation qui est telle qu'on peut voir passer le liquide d'un côté à l'autre de l'articulation ; au mouvement d'avant en arrière qu'il est facile d'imprimer à la rotule, lorsque la maladie a lieu dans le genou.

Le traitement thermal a ici pour objet d'appeler à l'extérieur de l'articulation , l'irritation qui a son siége intérieurement , il continue la médication qui a dû être employée de prime abord , et qui tendait à ce but par le moyen de vésicatoires ou d'autres applications plus ou moins dérivatives. On obtient ce résultat par les douches et bains chauds prolongés.

OBSERVATION XXXVI.

Mon ami , le docteur Secretain, d'Ébreuil , avait contracté une hydartrose à la suite d'une violente pression du genou , arrivée de la manière suivante : au mois de janvier 1832 , revenant assez tard d'un voyage , il fut frappé au genou par la roue d'une voiture qui marchait en sens opposé, que l'obscurité de la nuit ne lui avait pas permis d'apercevoir assez tôt et que l'état emporté de son cheval l'avait empêché d'éviter ; il éprouva de suite une violente douleur dans l'articulation frappée , et arrivé chez lui , il reconnut un énorme gonflement du genou avec fluctuation, en un mot une hydarthrose. De nombreuses sangsues furent appliquées, des vésicatoires entourèrent le genou, et il commençait à éprouver une amélioration marquée lorsqu'il fut obligé d'interrompre le repos absolu auquel il s'était condamné pour donner ses soins à des malades qui les réclamaient avec instance. Dès ce moment le liquide, dont déjà il ne restait presque plus de traces, reparaissait au moindre mouvement, et le 6 juin 1832, M. Secretain se rendit à Châteauneuf.

Il prit, comme préliminaires de son traitement, quelques bains et quelques douches à 29°, et passa bientôt au bain chaud où il prit par jour deux bains et deux douches. Il remarqua alors qu'immédiatement après la chute de la douche la tumeur dispa-

— 53 —

raissait, quelque considérable qu'elle fût avant le bain. Enfin,
après six semaines de traitement dont l'effet était maintenu par
un bandage roulé autour du genou et de la jambe, M. Secretain
a pu reprendre le cours de ses occupations, aller à pied et à cheval, sans crainte de voir reparaître l'affection qui l'avait retenu
six mois au lit.

OBSERVATION XXXVII.

Monsieur D..., ancien employé des impositions indirectes à
Gannat, éprouva à la suite d'une chute de cheval, une maladie
semblable à celle dont nous venons de donner l'histoire et qui
fut traitée de la même manière. Celle-ci moins ancienne à l'arrivée de M. D... à Châteauneuf, exigea pour son entière guérison
un séjour beaucoup moins long. Aussi fut-elle guérie tout aussi
heureusement sans le secours du bandage compressif.

OBSERVATION XXXVIII.

Le jeune D..., âgé de 12 ans, fit, étant en pension, une chute
sur l'un des genoux, et il était, lorsqu'il arriva dans sa famille,
dans l'état suivant : l'articulation *tibio-fémorale* gonflée présentait une fluctuation manifeste ; lorsqu'il était debout, les muscles de la partie antérieure de la cuisse mis dans un complet re-
lâchement, on pouvait, en poussant la rotule d'avant en arrière,
lui faire parcourir un espace évidemment rempli par du liquide
synovial amassé en plus grande quantité que dans l'état normal,
et on appréciait la percussion exercée par cet os sur le condyle
du fémur.

Appelé à lui donner des soins, j'employai le traitement indiqué dans les deux observations précédentes, et consistant en application de sangsues faites successivement autour de l'articulation, de nombreux vésicatoires appliqués aussi près du mal, et
enfin le bandage compressif.

Le jeune malade n'ayant pas observé un repos aussi absolu
que l'eût exigé son état, il fallut avoir recours aux eaux de Châteauneuf. Celles-ci, employées comme il est dit précédemment à
quelques modifications près, produisirent le bon effet que nous
en attendions.

CATARRHE VÉSICAL.

Inflammation de la membrane muqueuse qui tapisse la vessie; maladie commune chez les vieillards, assez rare chez les personnes qui ont moins de 50 ans. Elle s'annonce par des envies fréquentes d'uriner, envie que l'on ne satisfait qu'avec de violentes douleurs qui surviennent à chaque contraction qui doit donner lieu à un jet d'urine, mais surtout au premier jet, et enfin par l'excrétion de matières glaireuses et quelquefois sanguinolentes mêlées à ce liquide.

OBSERVATION XXXIX.

Monsieur N..., âgé de 60 ans, souffre depuis quelque temps d'un catarrhe vésical chronique, contre lequel il a employé les eaux de Contrexeville en boissons. Les douleurs que détermine la déjection de l'urine sont atroces, et les cris qu'il pousse, pendant l'exercice de cette fonction, sont entendus d'une extrémité à l'autre de l'hôtel ou il est logé. J'engage M. N... à faire usage du bain à 26° et de l'eau de Chambon en boisson. Dès le troisième jour, les douleurs sont devenues supportables, et le malade, pouvant marcher et se distraire, éprouve bien encore de la difficulté à uriner, mais cet acte ne lui arrache plus aucune plainte.

AFFECTIONS CUTANÉES.

Les maladies de la peau traitées à Châteauneuf n'ont pas été très-nombreuses, et des circonstances indépendantes de la puissance des eaux se sont opposées à ce que la guérison fût complète pour plusieurs malades. Toutes les personnes atteintes de ce genre de maladie ont été néanmoins assez heureuses pour y trouver de la diminution à cette affection incommode, mais il faut, pour parvenir à un résultat complet, une très-grande persévérance; les maladies chroniques de la peau cèdent toujours difficilement et lentement aux diverses médications qui sont employées contre elles, soit parce que l'organe qui en est le siége est, plus que d'autres, exposé à l'action des corps étrangers, et par cela, résiste plus longtemps aux modifications que l'agent thérapeutique que nous employons ici tend à lui faire éprouver, soit qu'en effet la plupart de ces maladies chroniques dépendent d'un vice interne inhérent à la constitution individuelle, vice qui ne serait détruit qu'après d'abondantes sécrétions et excrétions supportées par les malades en traitement, soit enfin (ce qui est plus en rapport avec notre croyance médicale), qu'une action révulsive puissante et prolongée, devienne d'autant plus nécessaire que la maladie contre laquelle on l'emploie suit une marche moins aiguë, et a été plus lente dans ses développements.

OBSERVATION XL.

M. B... arriva à Châteauneuf en 1833, portant à la partie antérieure des deux jambes un large *psoriasis diffusa* (dartre squammeuse de M. le professeur Alibert), affection dont il était atteint depuis quatorze mois. Sa maladie avait débuté par un état que son médecin avait appelé fièvre nerveuse, et que l'on avait cherché à faire cesser au moyen de nombreuses sangsues et d'une forte saignée. Il lui resta de cette fièvre de violents maux de tête et une maladie éruptive, telle, dit le malade, qu'on ne voyait pas de chair tant les boutons étaient multipliés. Il prit alors des bains dans lesquels on mit du sulfure de potasse, il survint un érysipèle qui dura quinze jours, mais les boutons persistèrent et lui causèrent une vive démangeaison qui le priva entièrement du sommeil.

Lorsqu'il se présenta à mon observation, les jambes, et surtout la droite, étaient entièrement couvertes de plaques écailleuses, grisâtres, assez larges, la peau paraissait plissée et rouge dans l'intervalle des plaques. M. B... fut mis à l'usage du bain à 25°, dit du Petit-Rocher. On vit alors les intervalles de plaques devenir moins rouges, les plaques elles-mêmes tombaient en partie, lorsqu'au bout de dix jours de traitement, M. B... s'étant livré à un exercice assez violent, fut pris de tous les symptômes d'une gastro-entérite aiguë intense. Nous eûmes recours aux antiphlogistiques actifs, et M. B... partit sans être entièrement guéri de son affection dartreuse. Il revint à Châteauneuf en 1834, fut soumis au même traitement que l'année précédente, et partit n'ayant plus que quelques plaques éteintes, éparses sur une des jambes seulement.

OBSERVATION XLI.

M. de G***, ancien militaire, d'une constitution forte, d'un tempérament très-nerveux, souffre depuis fort longtemps d'affection rhumatismale musculaire, d'une gastrite chronique, et enfin d'un *prurigo* (psoride papuleuse de M. Alibert), violent et rebelle à un grand nombre de moyens employés jusqu'ici pour le combattre.

M. de G*** arriva à Châteauneuf après avoir fait usage des eaux de Néris; dans ce moment il souffrait peu de son rhumatisme, ses organes digestifs lui laissaient aussi un peu de relâche à une opiniâtre constipation près; mais sa peau, extrêmement blanche, présentait dans un très-grand nombre de points des boutons papuleux occasionnant une démangeaison insupportable. Comme M. de G*** venait d'être soumis au traitement très-actif des bains et étuves de Néris, je crus ne pouvoir mieux faire que de lui conseiller le bain dont la température se rapprochait le plus de celle de l'eau dont il venait de faire usage, et je crus avoir réussi d'autant mieux que les symptômes gastriques ne furent pas exaspérés comme je l'avais craint, les démangeaisons diminuèrent, les papules furent aussi bientôt moins nombreuses. Des ventouses scarifiées et fournissant une assez grande quantité de sang furent pratiquées en grand nombre; au dixième jour le malade fut mis à l'usage du bain à 25° du Petit-Rocher, et en continua l'emploi jusqu'à son départ. A cette époque il était sensiblement mieux, et avait alors l'espoir fondé de voir bientôt disparaître une maladie dont il souffre depuis longues années. *Ma maladie est grandement modifiée*, m'écrivait M. de G***, le 22 mars 1834, en m'exprimant le regret de n'avoir pas fait un usage plus prolongé des bains pendant l'automne précédent.

AFFECTION NERVEUSE DU COEUR.

Quelques personnes, après une affection aiguë du poumon ou des voies digestives, éprouvent dans les organes principaux de la circulation, un trouble qui peut leur faire craindre une lésion beaucoup plus grave qu'elle n'est réellement : ainsi, fortes palpitations à chaque mouvement un peu fort, oppression pendant la marche et surtout pendant l'action de monter. Si on examine avec un peu de soin l'état de la poitrine, on s'aperçoit bientôt qu'il n'existe au cœur aucune altération de tissu, que ses parois ne sont ni épaissies, ni amincies et dilatées, seulement ce viscère est devenu sympathiquement plus excitable et se contracte avec plus de force et de rapidité lorsque la respiration est plus fréquente et que le sang est plus abondamment oxigéné.

OBSERVATION XLII.

Mlle B..., âgée de 20 ans, avait eu, peu de temps avant de venir aux eaux, une péripneumonie pour laquelle elle avait été saignée. Depuis, elle avait conservé une légère toux qui devenait plus fréquente et plus pénible, si elle montait un plan incliné, quelque légère qu'en fût la pente. Elle éprouvait alors de violentes palpitations. L'exploration de la poitrine n'annonçait aucune affection du poumon, la respiration était libre hors le cas dont nous avons parlé, le bruit s'en faisait entendre sur tous les points du thorax ; les mouvements du cœur étaient irréguliers, mais rien n'annonçait une hypertrophie de cet organe.

Je conseillai les bains à 26° et l'eau de la Pyramide coupée de lait. Les premiers jours, la malade éprouva assez de soulagement, bientôt elle contracta au bain un catarrhe pulmonaire qui nécessita leur suspension, une application de sangsues et une tisane pectorale. Lorsque les accidents furent passés, Mlle B... tint à changer de bain et à essayer une température plus élevée dont elle n'eut pas lieu d'être satisfaite. Il fallut revenir à 26°, et la malade ne fut pas longtemps sans éprouver de nouveau la même amélioration qu'elle avait obtenue de ses premiers bains.

Après vingt-trois jours de séjour à Châteauneuf, Mlle B... partit dans un état satisfaisant.

Je n'ai à présenter aucune observation complète de maladie scrofuleuse, quoiqu'il en ait été traité à Châteauneuf un très-grand nombre, affectant les nombreuses formes dont est susceptible ce genre d'altération. Quelquefois les malades nous arrivaient avec des engorgements des corps glanduleux situés

sous la mâchoire inférieure, ou de ceux qui constituent la glande mammaire.
D'autres fois ils présentaient de ces ulcérations arrondies situées en avant des
os longs, et qu'il est facile de reconnaître pour être entretenues par la carie ou
la nécrose de ces os. Le plus grand nombre de ces malades a obtenu un soulagement notable; chez les premiers, les engorgements étaient devenus indolents
et avaient perdu de leur volume; chez les autres, la suppuration des os était
devenue moins abondante et permettait à quelques-unes des plaies de s'obli-
térer. Enfin, chez plusieurs femmes atteintes de la maladie articulaire connue
sous le nom de tumeur blanche, l'articulation affectée était devenue insensible,
mais enkilosée, ce qui est, comme on sait, la terminaison la plus heureuse à
laquelle puisse arriver ce genre de maladie qui, souvent, nécessite l'amputation
du membre où elle a son siége. Mais de pareils résultats ne s'obtiennent que
lentement, ce n'est qu'après l'emploi réitéré de nos moyens que nous parvenons
à modifier une constitution aussi défavorable, et des observations, pour être
complètes et donner lieu à des inductions concluantes, doivent présenter, pour
cette affection, le traitement de plusieurs années, ce qui n'était pas en mon pouvoir puisque je ne suis chargé de la direction de ces eaux que depuis deux ans.

SIXIÈME PARTIE.

HYGIÈNE.

Mode d'administration des Eaux.

Tels sont, d'une manière sommaire, les résultats obtenus par
l'emploi des eaux minérales de Châteauneuf; j'aurais pu multiplier les citations, rapporter un très-grand nombre d'observations,
toutes auraient démontré combien on peut avoir de confiance
dans la certitude de ce moyen thérapeutique.

Je suis cependant loin de prétendre qu'il n'ait jamais trompé
notre espérance, mais ces cas proportionnellement peu nombreux
de non succès, forment de ces exceptions qui ont toujours pour
effet de confirmer une règle générale : ainsi, une maladie trop
ancienne, la sensibilité trop facile à exalter chez quelques malades, ou trop obtuse chez quelques autres, ont été souvent pour
nous des obstacles invincibles. Souvent aussi ce ne sera qu'après

et même longtemps après qu'il en aura cessé l'usage, que le malade pourra apprécier tout l'avantage qui aura résulté pour lui de l'emploi des eaux. Aux bains, ses douleurs n'auront subi aucune modification, l'irritation qu'il espérait voir s'amender lui paraîtra même s'être d'autant plus augmentée qu'il s'attendait à une guérison plus prompte, et ce ne sera qu'à son retour dans ses foyers, qu'au regret d'une espérance déçue succédera pour lui la satisfaction qu'inspire communément un succès sur lequel on a cessé de compter, lorsqu'il verra s'éteindre graduellement tous les symptômes d'une affection qu'il considérait déjà comme un ennemi avec lequel il devait se résigner à vivre.

Mais une des causes qui ont principalement empêché ou retardé la guérison se trouvait dans la négligence qu'apportaient les malades à mettre en pratique les préceptes de l'hygiène, préceptes qui doivent être d'autant plus rigoureusement observés, que, par l'usage des eaux minérales nous mettons pour ainsi dire à découvert la sensibilité des organes principaux sur lesquels nous cherchons à développer tous les actes sympathiques dont ils sont susceptibles, et qui deviennent par cela même plus aptes à recevoir l'impression des agents extérieurs.

Les préceptes de l'hygiène ont pour but l'emploi raisonné de tous les moyens qui, en santé, doivent rendre facile l'action des organes appelés, *physiologiquement*, fonction vitale. La manière plus ou moins normale dont s'exercent ces fonctions constituant l'état de santé ou celui de maladie, on comprendra aisément l'intérêt que nous attachons à ce que ces préceptes ne soient pas négligés. Ici, quoique moyens de moindre importance, ils sont destinés à seconder le principal agent médical, à favoriser la guérison et à prévenir les accidents qui pourraient la retarder.

Les malades qui font usage des eaux thermales, doivent éviter, autant qu'il est en leur pouvoir, les variations subites de l'atmosphère, ou se mettre en garde contre leur influence en se couvrant de vêtements capables de les en garantir : les habillements de laine sont ce qu'il y a de préférable. On devra d'ailleurs être muni de vêtements d'hiver et de vêtements d'été pour se prémunir contre le froid des matinées et des soirées, et pour se garantir de la chaleur quelquefois excessive qui règne au milieu du jour. Je voudrais que tous nos malades fissent usage de la laine sur la peau ;

ce genre de vêtement a l'avantage de continuer , dans l'intervalle d'un bain à un autre , la stimulation de l'organe cutané , d'empêcher la réaction qui pourrait avoir lieu de la circonférence au centre , et produire de nouvelles congestions.

Il est bon qu'ils ne s'exposent pas à l'air froid du soir qui, à Châteauneuf , est trop chargé d'humidité en raison du voisinage de la rivière d'où il s'élève, pendant la chaleur du jour , beaucoup d'eau en vapeur , laquelle baigne la surface de la terre lorsque l'air du soir est venu la condenser.

Les malades devront user , en général , d'aliments d'une digestion facile, rien qui puisse rendre pénible cette importante fonction ne doit entrer dans l'estomac. Il est de toute nécessité que ce viscère soit dans le meilleur état possible ; nous avons vu par quelles étroites sympathies il se trouve lié avec les autres organes qui peuvent être le siége de maladies susceptibles de réclamer le secours des eaux minérales. On usera donc , aux eaux, d'une très-petite quantité de vin ; on supprimera toute liqueur forte, et , autant que possible , les aliments excitants comme le café, les épices.

Tous les médecins s'accordent à blâmer la manière de vivre en usage aux eaux où l'on fait communément excès de table, où l'estomac , fatigué par l'attente de repas trop rares , s'indigère en les faisant trop copieux. Je voudrais qu'on adoptât à nos eaux la manière de vivre de celles d'Allemagne ; à Baden , il est d'usage de faire trois repas dont deux très-légers et celui du milieu du jour plus fort , quoiqu'il soit encore beaucoup moins chargé qu'aucun de ceux de nos tables d'hôte françaises. Que les baigneurs se persuadent donc que les excès de table , pendant la durée d'une médication thermale , sont tout à fait préjudiciables à leurs intérêts et le plus souvent cause des obstacles qu'ils rencontrent à leur guérison.

Par l'usage des eaux minérales , nous cherchons à faciliter l'action excrétoire de la peau , à rétablir cette fonction si elle a été interrompue : les malades ne doivent donc rien faire qui puisse s'opposer à ce qu'ils obtiennent ce résultat, non—seulement ils ne s'exposeront pas à l'air froid , mais ils ne feront non plus aucune ablution froide, ils ne se plongeront dans aucun bain dont la température serait au-dessous de celle de l'eau dont l'emploi leur aurait été conseillé, ils éviteront de s'exposer à la pluie.

L'usage des bains chauds détermine quelquefois de la constipation qu'il est intéressant de faire cesser. Elle cède le plus souvent à l'emploi quotidien de quelques verres d'eau de la Pyramide, lorsque rien d'ailleurs ne contr'indique l'ingestion de cette eau ; dans toute autre circonstance, il vaudrait mieux avoir recours à d'autres moyens tels que lavements émollients, fomentations, etc.

La médication thermale, surtout si elle doit servir à combattre des affections viscérales légères, doit être accompagnée d'un exercice modéré : des promenades après le repas, le matin en buvant les eaux ; mais cet exercice est bien plus nécessaire encore lorsqu'on oppose cette médication à une affection chlorotique, il est alors partie intégrante du traitement et devient un moyen puissant d'arriver au but qu'on se propose ; mais à la sortie du bain le repos est nécessaire, c'est dans la plus complète inaction que l'on doit en attendre l'effet.

Les affections vives de l'âme, les grandes émotions, sont très-nuisibles aux malades qui cherchent aux eaux minérales la guérison de leurs maux, l'absence de toute inquiétude, la gaîté, les lectures agréables, les distractions, l'espérance d'une prompte guérison, sont indispensables, et les consolations de l'amitié si fécondes en bons résultats sont ici du plus grand secours.

Les bains, à Châteauneuf, se prennent généralement dans des piscines auxquelles il vient d'être ajouté quelques baignoires séparées. Je ne saurais trop insister sur l'avantage qui doit résulter pour les malades de la préférence qu'ils donneront aux piscines sur les baignoires, quelle que soit la répugnance qu'ils y apportent. Qu'ils ne perdent pas de vue qu'à Châteauneuf, ces piscines sont construites sur le lieu même où sourd l'eau minérale, où se dégage le gaz médicinal. Certes, si l'eau minérale doit à sa composition chimique, aux propriétés physiques dont elle est douée, d'agir plus ou moins puissamment sur l'organisme, celle que sa température nous permet d'employer telle, exactement, qu'elle sort de l'immense laboratoire de la nature, doit posséder sa puissance *native*, que l'on me passe cette expression, à un plus haut degré, puisqu'elle n'a subi aucune altération en traversant des conduits métalliques auxquels elle abandonnerait quelques-uns

de ses principes constituants ou auxquels elle emprunterait une
partie de leur composition ; le renouvellement continuel fait
qu'elle contient toujours, dans les mêmes proportions, les mêmes
éléments minéralisateurs ; l'absorption qui peut être faite de ceux-
ci ne préjudicie en rien à la qualité du bain qui reste le même ;
elle ne subit non plus aucun mélange avec des eaux étrangères et
ne change rien à sa température, en parcourant un espace plus
ou moins long qui séparerait sa source du lieu où le bain serait
administré (1).

Dans plusieurs établissements célèbres, français et étrangers,
Luxeuil, Louesche, etc., les bains se prennent ainsi en commun,
cette réunion même n'est pas sans agréments, c'est au bain que
chaque malade se plaît à raconter ses douleurs ; là il est sûr de
trouver des cœurs compatissants, d'autant mieux disposés à l'entendre qu'ils sont eux-mêmes en proie à des souffrances dont la
confidence leur procurera aussi quelque soulagement, car c'est
alléger ses douleurs que de les verser dans le sein d'un ami, et
telle liaison commencée aux bains a eu toute la solidité d'une
amitié d'enfance.

Les bains se prennent le matin, souvent matin et soir ; leur
durée est ordinairement d'une heure, ils peuvent être prolongés
quelquefois jusqu'à une heure et demie, dans aucun cas ils ne devront dépasser deux heures. Les douches sont administrées immédiatement avant le bain ; leur durée varie de dix minutes à
vingt-cinq.

____

(1) En insistant ainsi sur la nécessité d'user des bains en piscine, je ne suis pas guidé,
comme on pourrait le croire, par l'intérêt particulier qui pourrait m'engager à donner
la préférence aux eaux de Châteauneuf sur les autres établissements thermaux, mais je
cherche à faire partager à mes lecteurs la conviction qui m'anime et qui est d'ailleurs
celle de bon nombre de praticiens distingués, parmi lesquels j'aime à citer le docteur
Lavort, de Clermont. Ces honorables confrères pensent, comme moi, que des piscines
tenues proprement et dont le service serait fait avec exactitude, doivent être préférées
par les malades, qui ne céderont pas aux exigences d'un luxe mal entendu, ou à une dé-
licatesse portée trop loin. Que ceux qui seraient retenus par ce dernier motif se rassurent,
il n'existe aucun exemple de maladie contagieuse contractée aux bains, cette communi-
cation est impossible dans une masse d'eau continuellement renouvelée, et aucune maladie contagieuse n'est dans le cas d'être traitée par les eaux minérales

De plus, le médecin-inspecteur étant chargé par le règlement d'assigner à chaque malade l'heure à laquelle les bains devront être pris, il se fera une obligation d'indiquer
les mêmes heures aux malades dont le genre d'affection aura le plus d'analogie.

Les eaux sont bues le matin sur les lieux, par verres, de quart d'heure en quart d'heure, la promenade doit en favoriser l'action, en facilitant leur absorption. L'eau de la Pyramide et celle du Petit-Rocher peuvent être prises au bain.

Il est avantageux qu'immédiatement après la sortie du bain, le malade puisse se mettre dans un lit bien chauffé, qu'il y soit roulé dans une couverture de laine, après avoir été préalablement essuyé dans un drap de toile. Je ne puis trop recommander aux personnes que leur santé conduit à Châteauneuf de se munir de peignoirs en molleton de laine, et de pantalons à pieds de même étoffe, ce vêtement convient parfaitement à l'un et à l'autre sexe; ce petit surcroît de dépense trouve une avantageuse compensation dans le plus de certitude qu'il promet d'une guérison prompte et durable.

Les eaux minérales agissent encore longtemps après qu'on en a cessé l'usage; nous avons vu précédemment que leur action ne se manifeste quelquefois qu'après le retour des malades dans leurs foyers; il est donc nécessaire de prolonger les précautions hygiéniques recommandées ci-dessus au-delà du terme du séjour aux eaux et même longtemps après qu'on a cessé toute espèce de traitement thermal, en les modifiant selon les nouveaux besoins, et en tenant compte des nouvelles circonstances auxquelles ont pu donner lieu le changement d'air, de climat, le retour dans la famille, la reprise des occupations et des habitudes primitives, et quelquefois le retour aux causes morales dont le séjour aux bains avait interrompu l'action.

La saison commence à Châteauneuf à la fin du mois de mai, pour se terminer à la fin de celui de septembre. La température atmosphérique, plus variable ici qu'ailleurs, doit autant que possible faire choisir un temps plus continuellement beau, où la fraîcheur du matin et du soir contraste moins avec la chaleur du milieu du jour. Je pense donc que les bains, et même les eaux prises en boisson produiront de bien meilleurs effets au mois de juin, lorsque la longueur des jours détruit l'influence des nuits fraîches, et aux deux mois suivants, époque où la chaleur a sa plus grande intensité. La saison sera donc fixée aux mois de juin, juillet et août. Dans certaines années on pourra cependant déroger à cette règle et ouvrir la saison plus tôt ou la clore plus tard, selon que le mois de mai présentera une température atmosphérique plus élevée que de coutume , ou que le mois de septembre aura conservé de beaux jours.

En toute chose désormais rien ne peut être nouveau que par la forme , a dit un spirituel auteur, M. Charles Nodier ; ne sera-ce donc que pour sa forme que s'offrira cet opuscule au lecteur avide de nouveauté ? Mes confrères les inspecteurs d'eau minérale s'occupent avec une infatigable activité de la solution du problème suivant : *Etant données la composition chimique et les propriétés physiques d'une eau minérale , déterminer le genre ou les différents genres de maladie auxquels elle peut être opposée comme moyen curatif ; en un mot , donner à chaque classe d'eau minérale une spécialité comme moyen médical.* Je désirerais avoir contribué pour ma part à la solution de cette difficulté, et je croirais y être parvenu, pour ce qui regarde les eaux de Châteauneuf, s'il m'eût été possible de présenter mes observations d'une manière complète, en donnant sur l'état des malades après leur séjour aux bains des détails qu'il nous est très-difficile de nous procurer, et si mon séjour à Châteauneuf avait été d'assez longue durée pour me permettre d'allier aux observations cliniques de suffisantes recherches sur l'histoire naturelle et l'état physique de ces lieux. J'offre aujourd'hui le résultat de quelques-unes des principales observations que j'ai pu recueillir pendant le petit nombre d'années depuis lequel m'a été confiée l'inspection des eaux minérales de Châteauneuf, renvoyant à d'autres temps une publication plus étendue et plus complète.

On a souvent accusé les médecins inspecteurs d'eaux minérales d'un charlatanisme qui n'est plus dans les habitudes des médecins d'aujourd'hui ; on s'est plu à les représenter comme intéressés à préconiser un seul remède, et à l'élever au-dessus de tous les autres moyens fournis par la thérapeutique, je repousse de toutes mes forces toute accusation de ce genre. Dans l'examen que j'ai fait des avantages que l'on peut attendre des eaux minérales, je n'ai pas dissimulé qu'elles avaient quelquefois été insuffisantes, je ne doute pas cependant que, loin de diminuer le nombre des affections regardées comme curables par les eaux de Châteauneuf, on doive au contraire en ajouter plusieurs à celles que nous avons énumérées ; de ce nombre sont deux maladies dont je ne me suis pas occupé dans le cours de cet ouvrage parce que je n'avais à présenter aucune observation digne d'un grand intérêt.

1°. L'état d'endolorissement, de gonflement, de faiblesse qui se remarque dans les articulations des membres après une entorse et plus souvent encore après une luxation, avec quelque soi et quelque habileté que celle-ci ait été réduite.

2°. Les tumeurs plus ou moins volumineuses qui persistent après la réduction d'une fracture, au point de réunion des deux fragments et donnent lieu à plus ou moins de difformité, etc. Ces deux affections ont été traitées en grand nombre avec le plus grand succès.

Réduisons à leur juste valeur les propriétés médicatrices des eaux thermales, et il leur restera encore une fort belle part d'utilité qui permettra de les classer parmi les moyens capables de rendre à l'humanité souffrante les plus éminents services.

Les établissements thermaux de Châteauneuf sont donc appelés à prendre rang parmi les institutions les plus utiles, et il ne dépendra pas de moi qu'un semblable résultat ne soit obtenu. Aussi aurai-je aujourd'hui rempli ma tâche et accompli mon vœu le plus cher, si je parviens à faire participer un plus grand nombre d'individus au bienfait qu'on peut attendre de ces eaux, ne perdant pas de vue que si, comme le dit Labruyère, *on peut exiger beaucoup de celui qui devient auteur pour acquérir de la gloire ou par un motif d'intérêt ;* le public doit aussi toute son indulgence à celui qui écrit dans l'intérêt de son pays et pour le bien de l'humanité.

APPENDICE.

Dans la deuxième partie de cet ouvrage laquelle traite de la composition chimique des eaux minérales de Châteauneuf, j'ai négligé à dessein de décrire les différentes opérations analytiques auxquelles j'ai dû me livrer pour parvenir à la connaissance *approximative* (1), des quantités proportionnelles des substances qui entrent dans la formation de ces eaux. Il eût peut-être été convenable, en indiquant la composition de chaque source, de décrire aussi la série d'opérations par lesquelles j'étais arrivé à la connaître ; mais tant de répétitions auraient été fastidieuses, et, selon moi, sans une grande utilité. J'ai préféré réserver ce travail à un seul article séparé dont le lecteur, qui peut-être a déjà mis sa patience à l'épreuve pour arriver jusqu'à cet article, prendra connaissance si, ce que je n'ose espérer, cette vertu n'est pas encore épuisée chez lui.

Je rappellerai d'abord que je ne me suis occupé d'une analyse complète que pour les sources de Chambon-Lacroix et du bain du Petit-Rocher. Quant aux sources du grand bain, du bain tempéré et de la grande fontaine, je n'ai fait autre chose que l'examen du gaz qui s'en dégage ; les autres opérations concernant les substances solides ont été faites par M. le professeur Lecoq. Je ne saurais trop exprimer le regret que j'éprouve de ce que ce chimiste n'a pu prendre sur ses nombreux travaux le temps de procéder à un semblable examen pour toutes les eaux de Châteauneuf, son nom eût été la meilleure garantie que j'eusse pu offrir de l'exactitude des opérations.

Au demeurant, voici de quels procédés je me suis servi :

1º. J'ai dû constater que la substance gazeuse qui s'échappe de nos piscines et qui donne lieu à un bouillonnement si considérable n'était autre chose que du *gaz acide carbonique* ; pour

---

(1) On a vu, page 14, pourquoi j'emploie l'expression *approximative*.

m'en assurer, j'ai rempli, pour chacune des sources à examiner, une bouteille du gaz qui en sortait ; j'ai plongé cette bouteille, le col renversé, dans un bassin large mais d'une profondeur bien moindre que la hauteur de la bouteille et rempli d'eau de chaux. J'ai vu l'eau du bassin monter dans la bouteille au-dessus de son niveau et ne pas laisser dans ce vase le plus petit espace vide, ce qui s'explique par la combinaison de l'acide carbonique avec la chaux tenue en suspension dans l'eau ; le résultat de cette combinaison a été le vide de tout l'espace qui avait été occupé par le gaz et qui a été ensuite rempli par l'eau du bassin.

2º. Convaincu qu'il n'existait à l'état de gaz que de l'acide carbonique et pour apprécier la quantité de celui-ci, j'ai employé le procédé simple et ingénieux dont s'est servi M. le professeur Bertrand pour l'examen de l'eau de la Magdeleine, et qui consiste à recevoir, sur de l'eau distillée de chaux, tout l'acide carbonique contenu dans un litre d'eau minérale, à peser le précipité produit par cette combinaison après l'avoir préalablement séché, à en évaporer tout l'acide carbonique en traitant le précipité avec une petite quantité d'acide sulfurique jusqu'à ce qu'il ne se fasse plus d'effervescence, et à constater la perte qu'a occasionnée à ce précipité la volatilisation de l'acide carbonique ; cette perte étant précisément la quantité d'acide contenu dans le litre d'eau soumise à l'expérience.

3º. Quant aux *substances solides*, j'ai dû reconnaître leur présence au moyen des réactifs ; ainsi, je me suis assuré que ces eaux contenaient des carbonates qui ont été précipités par l'eau de chaux et faisaient ensuite effervescence en les mettant en contact avec un acide concentré.

Qu'il y avait des carbonates insolubles de chaux, de magnésie et de fer, puisque l'eau devenait trouble après la plus légère ébullition.

Qu'il y avait d'autres sels calcaires que du carbonate, puisque l'acide oxalique le troublait aussi après l'ébullition (sulfate).

Le nitrate d'argent donnant lieu à des flocons blancs insolubles par l'acide nitrique, mais très-solubles par l'ammoniaque, démontrait la présence d'hydrochlorates. L'eau agissant sur le sirop de violettes, même après l'ébullition, annonçait un carbonate soluble (de soude).

4º. Pour parvenir à déterminer les quantités proportionnelles, après avoir fait réduire à siccité pour chacune des sources du Chambon–Lacroix et du bain du Petit-Rocher, douze litres d'eau minérale, j'ai constaté le poids des substances minérales contenues dans un litre de chaque eau.

Une portion de ce résidu, pesée avec soin, après avoir été traitée par l'alcool, puis par l'eau distillée, et avoir ainsi fourni une dissolution alcoolique puis une dissolution aqueuse des substances solubles par ces deux liquides, lesquelles dissolutions mises à part ont été examinées à leur tour, s'est réduite en matière insoluble dans l'eau et dans l'alcool..

A. Cette matière *insoluble* traitée par l'acide hydrochlorique a laissé à nu de la silice pour la fontaine de Chambon et n'a laissé aucun résidu pour celle du Petit-Rocher. Cette nouvelle dissolution acide filtrée et évaporée, traitée par un peu d'alcool, a déposé le sulfate de chaux. L'alcool évaporé de nouveau et les hydrochlorates qui restaient ayant reçu un excès d'acide, puis de l'ammoniaque, il s'est précipité de l'oxide de fer qui comme nous l'avons vu, page 14, était du carbonate de fer. Du sous-carbonate d'ammoniaque ajouté à la liqueur séparée du fer et déjà fortement ammoniacale a précipité la chaux, et il est resté en dissolution (dans l'eau de Chambon seulement), le carbonate de magnésie. Toutes ces substances ont été pesées à mesure qu'elles ont été séparées des autres sels avec lesquels elles étaient en combinaison.

B. Après l'examen de la portion de sels *insoluble* dans l'alcool et dans l'eau distillée, j'ai procédé à l'examen des substances auxquelles l'alcool avait enlevé tout ce qu'il avait pu dissoudre. Ces sels *solubles* dans l'eau distillée se composaient de *sulfate de soude* et de *carbonate de soude*. Une partie de la dissolution aqueuse qui les contenait traitée par l'hydrochlorate de baryte, il a été précipité un sulfate de baryte. Le poids de ce sel faisant connaître la quantité d'acide sulfurique, j'ai pu connaître aussi la quantité de sulfate de soude en appliquant la méthode de Murray *qui consiste à déterminer les quantités de bases et d'acide contenues dans un poids donné de résidu et à les combiner ensuite par le calcul théorique pour en former des sels.* (MM. Henry).

Une autre portion de cette même dissolution a été soumise à

l'action de l'acide acétique qui a transformé le carbonate de soude en acétate de soude, lequel très-soluble dans l'alcool, a pu être facilement séparé du sulfate.

C. La portion *soluble dans l'alcool* se composait d'hydrochlorate de chaux pour les deux sources, et d'hydrochlorate de soude pour la fontaine de Chambon seule. Pour obtenir ces deux substances, j'ai séparé le résidu en deux parties; en agissant sur une de ces parties avec le nitrate d'argent, j'ai pu apprécier la quantité de chlore, de chlorure et par conséquent d'acide hydrochlorique contenue dans une des parties; je me suis ensuite assuré de la quantité de chaux contenue dans l'autre partie, en la traitant par l'oxalate d'ammoniaque et en en faisant un oxalate de chaux. La portion d'acide hydrochlorique qui, dans l'eau de Chambon, ne pouvait convenir, par sa quantité, à l'hydrochlorate de chaux seul, appartenait nécessairement aussi à l'hydrochlorate de soude; car pour déterminer les quantités respectives de chacune de ces bases, j'ai dû encore avoir recours aux calculs de Murray indiqués plus haut.

Ces différentes opérations, résultat d'un travail pénible autant que minutieux, ont été faites d'après les principes exprimés dans les ouvrages de MM. Thenard, Orfila et Henry.

FIN.

RÉGLEMENT

DES

EAUX MINÉRALES DE CHATEAUNEUF.

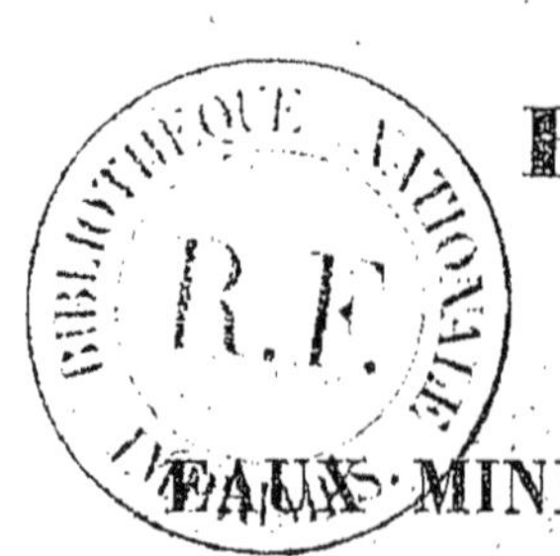

LE PRÉFET DU PUY-DE-DOME,

Vu les lois et règlements sur la police des établissements thermaux, notamment l'ordonnance royale du 18 juillet 1833, et l'instruction ministérielle du 5 juillet suivant;

Vu le règlement de police relatif aux eaux thermales de Châteauneuf, arrêté le 29 février 1833;

Vu les propositions faites par le Médecin inspecteur desdites eaux, sur les modifications qu'il lui paraîtrait nécessaire d'apporter à ce règlement, afin d'assurer l'ordre et la régularité dans ce service, et l'uniformité dans le tarif, et l'avis de M. le Sous-Préfet de l'arrondissement de Riom;

Vu la demande des propriétaires des sources du Petit-Rocher, de la Rotonde et du Bain tempéré, tendant à obtenir que la taxe des bains et douches de leurs établissements soit portée au même taux que ceux des autres propriétaires de sources;

Considérant qu'il importe que le grand nombre de malades qui se rendent, tous les ans, aux eaux de Châteauneuf y trouvent les soins, l'ordre et la tranquillité qu'exige leur état, et y reçoivent, en toute sécurité, les secours qui leur sont nécessaires; qu'il importe également que les personnes attachées au service ne donnent lieu à aucune plainte, et que la confiance pleine et entière que doivent avoir les malades dans la qualité des médicaments, dont ils sont dans le cas de faire usage, ne soit point trompée;

ARRÊTE :

ARTICLE PREMIER.

La police médicale et sanitaire des sources d'eaux minérales et des établissements thermaux de Châteauneuf est dévolue à M. l'Inspecteur, sous la surveillance de l'autorité administrative. L'Inspecteur est, en conséquence, chargé de veiller à la conservation des sources et fontaines : il surveille et ordonne toutes les parties du service médical et sanitaire, et fait exécuter aux employés des établissements les travaux jugés convenables au maintien de la propreté.

ART. 2.

Les malades qui se proposent de faire usage des eaux minérales, soit sous forme de bains, soit sous celle de douches, devront en prévenir le Médecin inspecteur, afin qu'il puisse leur indiquer l'heure à laquelle ces remèdes pourront leur être administrés, et veiller à ce qu'ils soient servis avec la plus grande exactitude.

ART. 3.

L'Inspecteur est chargé exclusivement de la direction des bains et douches ; les médecins ordinaires des malades peuvent diriger le traitement, si les malades en témoignent le désir.

Art. 4.

Aucun malade, sans exception, ne pourra être admis, soit aux bains, soit aux douches, s'il n'est porteur d'une carte donnée par l'Inspecteur, indiquant la forme sous laquelle le malade devra faire usage des eaux, et d'une carte d'entrée délivrée par les propriétaires ou leurs préposés.

Art. 5.

Les gens de service, baigneurs, doucheurs, porteurs, etc., sont nommés par le Préfet, sur la proposition de l'Inspecteur, et sur l'avis du Sous-Préfet. Ils devront se conformer à tout ce qui leur sera prescrit, pour l'ordre du service, par l'Inspecteur, qui pourra demander le renvoi de ceux qui donneront lieu à des plaintes fondées de la part des malades, ou qui rempliraient mal leur devoir.

Art. 6.

Il est expressément défendu à toute personne étrangère aux bains, d'entrer dans les salles de bains pendant le temps du service,

Art. 7.

Tout baigneur ou doucheur qui admettra, dans le local des bains, des malades qui ne seraient pas munis des cartes ci-dessus prescrites, sera destitué.

Les baigneurs ou doucheurs donneront aux fermiers ou propriétaires des bains tous les renseignements que ceux-ci pourraient leur demander, relativement à leurs intérêts particuliers.

Art. 8.

Le secours des eaux minérales et les conseils de l'Inspecteur seront donnés gratuitement aux militaires non officiers, porteurs d'un congé de réforme ou d'une feuille de route pour se rendre aux eaux, et aux indigents munis d'un certificat du Maire de leur commune attestant leur indigence, et d'un autre certificat du Percepteur attestant que la somme de leurs impositions ne s'élève pas au-dessus de 10 fr.; ce certificat, qui pourra être délivré sur papier libre, conformément à l'article 16 de la loi du 13 brumaire an 7, devra être revêtu du cachet de la mairie et légalisé par le Sous-Préfet de l'arrondissement (1).

Art. 9.

Nul ne pouvant entrer dans les piscines s'il n'est décemment couvert, les propriétaires ou fermiers des bains seront tenus de se pourvoir de peignoirs en toile écrue, à l'usage des malades.

Art. 10.

Les malades, autres que ceux mentionnés en l'art. 8, seront tenus envers les propriétaires ou leurs préposés à la rétribution suivante : fr. c.
1º. Bain en baignoire, pour une heure.... .... » 75
2º. Douche en baignoire, pendant 15 minutes..................... » 75

---

(1) Messieurs les Maires ne perdront sans doute pas de vue que ces bains n'appartiennent pas au domaine public, mais sont une propriété particulière, et que ce serait porter atteinte à cette propriété, d'accorder, par une trop facile condescendance, des certificats qui ne doivent être donnés qu'aux gens nécessiteux.

Le Matin.

3°. Bain ou douche pris dans les piscines des bains chaud, tempéré, Auguste
et Julie, depuis 3 heures jusqu'à 6 heures. .... » 50
Depuis 6 heures jusqu'à 8 heures. .... » 35

Le Soir.

Bain ou douche pris dans les piscines des bains chaud, tempéré, Auguste et
Julie, depuis 1 heure jusqu'à 3 heures. .... » 50
Depuis 3 heures jusqu'à 5 heures. .... » 35
4°. Bain pris dans les piscines de la Rotonde et du Petit-Rocher. .... » 50
5°. Pour le salaire des baigneurs ou doucheurs pour chaque bain ou douche. » 05
Location d'un peignoir pour chaque bain et douche. .... » 10
— d'une serviette. .... » 05

Eau.

Chaque bouteille bouchée, goudronnée, cachetée, et ne pouvant contenir plus
d'un litre. .... » 20
Tout buveur d'eau paiera par jour. .... » 05
— — par bouteille. .... » 05

Art. 11.

Toute personne qui ne serait pas légalement autorisée à cet effet, ne pourra vendre de
médicaments à Châteauneuf. Si l'Inspecteur reconnaît que les médicaments débités sont
altérés, il transmettra immédiatement tous les renseignements par lui recueillis à ce
sujet à l'autorité administrative qui prendra, sans délai, les mesures convenables, afin
de faire cesser cet abus, dont les auteurs seront poursuivis suivant toute la rigueur des
lois.

Art. 12.

Dans le cas où il s'élèverait des contestations entre les malades et les propriétaires des
eaux ou leurs préposés, les baigneurs, doucheurs ou autres employés au service, elles
seront déférées à l'autorité locale qui statuera provisoirement, sauf le recours à l'autorité
supérieure qui prononcera définitivement.

Art. 13.

Le salaire des porteurs est au compte des malades; il est fixé à 30 centimes par course,
lorsque les malades seront logés dans les hôtels situés dans le quartier du bain auquel ils
voudront être portés, et 60 centimes lorsqu'ils habiteront un quartier différent. La course
s'entend de l'obligation d'aller chercher et de rapporter chaque personne dans sa chambre. Les porteurs seront tenus de transporter gratuitement, et de la même manière, les
militaires et les indigents, lorsque l'Inspecteur en reconnaîtra la nécessité.

Art. 14.

Le présent règlement sera imprimé, publié et affiché dans la commune de Châteauneuf.

à la porte et dans l'intérieur des établissements, et enfin partout où besoin sera ; il sera obligatoire pour les personnes qui fréquentent ces établissements, comme pour les individus attachés à leur service.

Fait et arrêté en l'hôtel de la Préfecture, à Clermont-Ferrand, le 6 juillet 1838.

APPROUVÉ :

Paris, le 4 août 1838,

Le ministre des travaux publics, de l'agriculture et du commerce,

Signé MARTIN (du Nord).

POUR AMPLIATION :

Le Sous-Préfet de Riom,

Signé GOYON.

Le Préfet du Puy-de-Dôme,

Signé MEINADIER.

POUR EXPÉDITION CONFORME :

Le conseiller de préfecture faisant fonctions de secrétaire-général,

Signé L. MOLIN.

TABLE.

Clermont, Impr. de THIBAUD-LANDRIOT frères.

9 782329 146218